护士礼仪
与行为规范

主审 黄惠根

主编 崔 虹 陈瀚熙 柳 颖

U0353507

中华医学电子音像出版社
CHINESE MEDICAL MULTIMEDIA PRESS

北 京

图书在版编目（CIP）数据

护士礼仪与行为规范 / 崔虹，陈瀚熙，柳颖主编.
—北京：中华医学电子音像出版社，2024.3
ISBN 978-7-83005-418-2

Ⅰ.①护…　Ⅱ.①崔…②陈…③柳…　Ⅲ.①护士—
礼仪　Ⅳ.①R192.6

中国国家版本馆CIP数据核字（2024）第045482号

护士礼仪与行为规范

HUSHI LIYI YU XINGWEI GUIFAN

主　　编：崔　虹　陈瀚熙　柳　颖
策划编辑：张　宇
责任编辑：刘　溪
校　　对：张　娟
责任印刷：李振坤
出版发行：中华医学电子音像出版社
通信地址：北京市西城区东河沿街69号中华医学会610室
邮　　编：100052
E - mail：cma-cmc@cma.org.cn
购书热线：010-51322635
经　　销：新华书店
印　　刷：廊坊市祥丰印刷有限公司
开　　本：889 mm×1194 mm　1/32
印　　张：11.25
字　　数：278千字
版　　次：2024年3月第1版　2024年3月第1次印刷
定　　价：60.00元

内 容 简 介

　　本书由广东省人民医院护理部组织经验丰富的临床护理专家编写而成。从护士基本礼仪及行为标准、社交礼仪、职业道德要求、培训与管理等方面进行了详细的阐述及指引，并根据不同岗位、不同科室的护理人员制定特色的行为规范，同时依据医院科室及职能部门、护理工作情景等编制护士常用中英文礼貌用语，以方便护士学习和使用。本书具有较强的指导性和实用性，可作为各级护理管理者、临床护士及护理院校学生的工具书，同时可作为提高护士自身素质、加强护士人文修养、提升护士专业素养的教材，适合在国内各级医院护理部、各大护理院校、各类养老机构、第三方服务公司、医疗护理培训机构、民营或涉外医疗机构、社区卫生服务中心、医疗健康服务或咨询公司及体检机构工作或学习的护理人员阅读。

主 审 简 介

黄惠根，博士，广东省人民医院主任护师，博士研究生导师。曾兼任中国医师协会老年医疗护理分会副会长、中华护理学会护理管理专业委员会副主任委员，国家卫生标准委员会护理标准专业委员会委员、全国护理质量促进联盟常务委员、国家卫生健康委员会护理高质量发展专家委员会委员、广东省护理质控中心主任、广东省护理学会护理 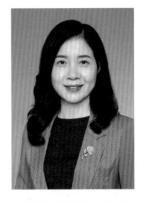 行政管理委员会主任委员、广东省医院管理评价质控中心评审专家。兼任《中国护理管理》《护理学杂志》《现代临床护理》等杂志编委。曾赴德国留学1年，访问麻省总医院、梅奥诊所、约翰·霍普金斯医院等国际医疗机构。

从事临床护理、教学及医院管理工作30余年，在学科建设及护、教、研等方面硕果累累。作为护理学科带头人，带领院内护理团队在优质护理服务、岗位管理、绩效考核等方面取得了显著的成效，所在医院荣获首批国家临床护理重点专科、全国优质护理服务考核优秀医院。发表SCI及核心期刊论文137篇；主编图书5部，主审及参编图书13部。主持省、市级等课题立项近20项。多次荣获广东省护理科学技术奖一等奖、二等奖及三等奖，获全国优秀科技工作者、全国优秀护理部主任、广东省杰出女科技工作者宣传人选、广东省优秀护士、广东医院优秀管理者等荣誉。

主 编 简 介

崔虹，广东省人民医院主任护师，广州中医药大学兼职教授。兼任广东省护理学会第九届理事会副理事长，中华护理学会精神卫生专业委员会委员、广东省护理学会心身护理专业委员会主任委员、广东省护理学会护理管理专业委员会副主任委员、广东医院协会医院护理管理分会副主任委员、广东省医疗行业协会护理工作管理分会副主任委员、广东省健康管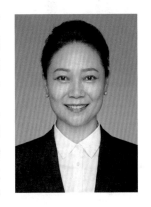理学会临床营养护理专业委员会副主任委员。兼任《中华护理教育》《护理管理杂志》编委。曾赴中国香港浸信会医院、明爱医院，美国约翰·霍普金斯医院等医疗机构进行交流和学习。

从事心血管重症护理、特需病房综合护理、精神心理护理及护理管理工作35年，有多个护理岗位的管理经验。在精神心理护理、专科护士培养及管理、护理科研教学等方面拥有丰富的经验，重视护理人员人文关怀及服务礼仪的培养，秉承"关注感受、用心服务"的理念促进和提高护理团队的服务意识。牵头在全省范围内进行心身整合护理研究，致力于将先进的心身整合护理理念和技术与临床工作相结合并开展专科培训，以点带面，极大提升了护理人员的沟通能力和心理护理水平。曾主持及参与省部级课题近20项，发表论文30余篇，参与编写多部护理学专著。

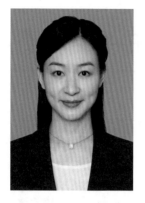
陈瀚熙，医学硕士，广东省人民医院主任护师，硕士研究生导师。兼任广东省护理学会灾害护理专业委员会主任委员及医学转化专业委员会副主任委员、广东省护士协会社会科学与质性研究护理分会副会长及烧伤康复分会副会长、广东省医疗行业协会护理管理分会常务委员、广东省卫生经济学会护理分会常务委员、中华护理学会灾害护理专业委员会委员、中国老年医学学会烧创伤分会康复护理专业委员会委员、中国康复医学会烧伤治疗与康复学专业委员会委员。广东省岭南南丁格尔护理研究院专家、广州市医学会医疗事故技术鉴定和医疗损害鉴定专家、广州市健康科普专家库成员。兼任《数字医学与健康》杂志编委。

长期从事临床护理、护士培训及护理管理等工作，致力于研究并推动心身护理理念的落实，并为患者提供身体、精神心理及社会功能康复的整体护理。主持及参与省部级及以上课题20余项，发表SCI等高水平学术论文40余篇，以副主编、编委等参编图书7部。荣获国家发明专利及实用新型专利15项，成功转化专利4项。荣获第二届岭南杰出护理工作者、首届全国卫生健康行业青年创新大赛铜奖、广东省创新工作先进个人、广东省创新转化先进个人、广东省十佳优秀护理创新发明者、广东省南粤女职工医疗护理岗位创新技能大赛二等奖、广东省护理学会第四届科学技术奖二等奖、广东省护理学会护理用具创新大赛一等奖、广东省护理持续品质管理（QC活动）成果展示特等奖等奖项。

柳颖，广东省人民医院主管护师。广东省护理学会第九届理事会全科护理专业委员会副主任委员、临床支持与护理专业委员会常务委员，广东省护士协会第二届理事会高端医疗护理服务与健康保险分会会长、高级健康管理分会副会长，广东省保健协会临床支持与护理分会常务委员。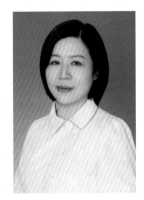

　　从事临床护理工作30年，具备扎实的临床护理及护理管理工作能力。擅于用整合护理理念护理患者，将"全科＋专科"的护理模式运用于临床工作中，结合心理护理，全面促进患者的身心健康。从事院内新入职员工培训、护理服务礼仪及行为规范培训工作10余年。擅于采用典型案例分析的方式开展服务培训，"以案促改"，提升护理服务质量；提出"基于患者体验的流程改造或流程再造"理念，并取得良好的效果。参与多项护理服务类流程及制度的制定或修订。

编 委 会

　　我国是历史悠久的礼仪之邦，礼仪深深植根于生活的方方面面，并承载着道德，使社会更加高尚、文明。护士作为医疗服务体系中的重要角色之一，在维护和服务人民健康的过程中，其形象、礼仪、言谈举止、音容笑貌等每一个细节都可能对患者的身心健康产生深远的影响，甚至关系到整个社会的精神文明建设。

　　技高礼宜，相得益彰。关注护士礼仪，不仅是医学人文精神的体现，更是现代护理模式的基本要求。南丁格尔曾说："护理是一门艺术。"护士的仪容、仪表、言行、举止，无不展现着护理工作的艺术之美。护士礼仪，作为一种独特的职业礼仪，是护士在职业活动中必须遵循的行为准则，它充分展现了护士的素质、修养和气质。良好的护士礼仪如同一座沟通的桥梁，能够营造友善、亲切、积极向上的治疗氛围，给予患者心灵上的慰藉，让患者感受到护士的温暖与真诚。

　　随着现代医学的不断进步和护理模式的不断演进，人们对护理服务的需求日益提高。护士礼仪与行为规范教育，不仅有助于提升护士的形象和职业素质，更是提高医疗质量和患者满意度的重要手段。它承载着深远的文化意义和现实意义，是推动我国卫生健康事业高质量发展的重要一环。

　　广东省人民医院作为广东省护士服务礼仪的标杆医院，其在多年的护理管理中积累了丰富的实践经验和管理心得。《护士礼仪与行为规范》一书，便是由该院经验丰富的临床护理专家编写而成，旨在探索文明礼仪在护理职业中的具体应用。本书共分六个章节，涵盖护士基本礼仪及行为标准、护士社交礼仪、不同病区护士行为规范、护士职业道德要求、护士礼仪与行为规范培训及管理、护士常用中英文礼貌用语等理论性和实用性内容，有助于规范护士在工作实践中的文明用语、文明操作和文明行为，内容丰富、实用性强，具有很强的指导性和可操作性。

　　期望本书的出版能为广大读者，尤其是护士同仁们提供有益的参考和借鉴，成为提升护士文明礼仪的重要学习工具。同时，也期待它能为我国卫生健康事业的高质量发展和文明礼仪的高水平建设贡献一份力量。

广东省精神文明建设委员会办公室

2023年12月

前　言

　　《护士礼仪与行为规范》的编写是结合《全国护理事业发展规划（2021—2025年）》《改善就医感受提升患者体验主题活动方案（2023—2025年）》等政策精神，把"以人的健康为中心"贯穿于护理服务各个环节，积极回应患者的新要求、新期盼，规范护士行为，提升护士素质，融合护理礼仪、护理美学、人际沟通、人际关系等多学科的优质护理服务理念，以期帮助护士更好地履行职责，同时提高患者的满意度。

　　2008年10月，广东省人民医院护理部首次编写了院内使用的学习资料《护士礼仪与行为规范》，并将其作为院内护士和实习护生的礼仪规范要求。随着时代的发展，该规范历经改版，不断优化并新增了大量实用性的内容，包含从日常社交到临床工作的方方面面。现拟正式出版，旨在为更多从事护理专业的人员提供规范的礼仪和行为指导。

　　本书在常规礼仪规范的基础上，增加了护士工作礼仪及行为规范、护士职业道德要求等内容，并对其进行了详细的阐述和指引。本书在涵盖护士基本礼貌礼仪、服务规范的前提下，根据不同岗位或科室护理人员的工作特点制定了特色的行为规范，增加了大量护士专业的工作场景，更注重对各种实际场景的实操性指导，同时根据医院科室及职能部门、护理工作情景等制作护士常用中英文礼貌用语，以方便护士学习和使用。

　　编写本书的根本宗旨是提升护士素质、规范护士行为、服务临床和教学。本书从实际出发解决护士在临床工作中遇到的各种问题，具有较强的专业性和指导性，是各级护理管理者、临床护士及护理院校学生日常工作和学习的工具书，更是提高护士自身素质、加强护士人文修养、提升护士专业素养的良好教材。

在本书编写过程中，得到广东省人民医院护理部及临床各科室医务人员的大力支持，在此向他们表示衷心的感谢。由于编者水平有限，书中难免有疏漏及不足之处，恳请读者给予批评、指正，以利再版时修订。

广东省人民医院（广东省医学科学院）

柳颖

2023 年 12 月

目 录

第一章
护士基本礼仪及行为标准

随着医学模式的转变，整体护理已成为当今护理的新理念。作为新时代的护理工作者，不仅要拥有丰富的医学理论知识和熟练的操作技能，而且要不断提高自身素质，具备良好的职业礼仪修养。

第一节　护　士　仪　表

一、仪容

（一）仪容的自然美

仪容的自然美是女性的骄傲。对年轻护士而言，青春的朝气和姣好的面容无疑会令人赏心悦目。护理人员的仪容美不是改头换面、浓妆艳抹，而是体现自身的一种自然、和谐，可以展示护士镇静、优雅、端庄平和及用爱心来提供服务的形象，体现护士职业与医院环境的和谐（图1-1-1）。

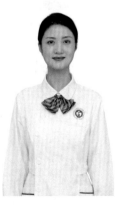

图1-1-1　护士仪容

（二）仪容的修饰美

1. 面部的修饰

（1）面部妆容：干净整洁的面部仪容是护士最基本的职业要求。女护士应淡妆上岗，妆色淡雅、端庄，眉毛粗细、颜色适宜，不戴假睫毛或彩色美瞳，口红颜色应柔和、自然；男护士不可留胡须，要保持面部干净、整洁。

（2）面部清洁：洁面最佳时间为每天早晨与下班回家后。方法是使用洁面乳后，再用清水充分冲洗干净，勿用热水洗脸。

（3）快速完成护士职业淡妆八步骤

1）润肤：用适合自己的护肤品充分润肤。

2）抹粉底：将与肤色接近的粉底涂遍整个面部、颈部、耳部。

3）抹腮红：抹在微笑时面部形成的最高点，并向耳的上缘方向晕开，同时要用腮红轻扫整个面部，如鼻、下颌、额头等，使整个面部颜色协调、自然。

4）画眼影：深色眼影贴近上睫毛处，中间色在稍高处向眼尾晕染，浅色在眉骨下。也可用腮红轻扫以呼应腮红颜色。

5）画眉毛：整理眉型，把周边杂乱的眉毛拔掉或刮掉。眉笔颜色以浅咖啡或咖啡色为主，按眉头、眉峰、眉尾的顺序顺着眉毛生长方向描画，眉头较重，眉尾处渐淡。最后用眉刷顺着眉毛生长方向刷几遍，使眉道自然、圆滑。

6）定妆：用粉扑蘸上干粉轻轻、均匀地扑到妆面上，扫掉浮粉。

7）涂口红：在唇廓内涂上唇膏。颜色应与服装和妆面相协调，如唇廓不清者可用唇线笔勾画好唇廓再涂上唇膏。

8）化妆后检查：检查妆容左右是否对称、颜色是否自然、整体与局部是否协调。

2. 头发的修饰　头发要保持清洁卫生，长发要盘发，发髻用发夹或发网固定好，保持头发清洁，建议每周洗头2～3次（图1-1-2）。

（1）长发：整理长发并盘于脑后，用发夹或发网固定。

（2）短发：前不过眉，后不过领，旁不过耳。

（3）颜色：保持自然发色。

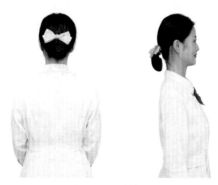

图1-1-2　护士发饰

3. 眼、耳、鼻的修饰　保持眼、耳、鼻部清洁，无污垢，不佩戴下垂的耳环。

4. 口腔的修饰　每天早晚刷牙，上班前不能吃大蒜、葱、韭菜等具有刺激味道的食物，不饮酒。养成饭后漱口的习惯，注意牙齿是否遗留食物。

5. 手的修饰　操作前、后洗手，指甲不能长过指尖，不宜涂有色指甲油，不宜戴戒指等饰物，手腕不戴手镯。

二、着装

护士应意识到着装的重要性，最关键的一点是将着装问题提高到维护个人形象、维护医院形象、维护医疗机构形象及维护

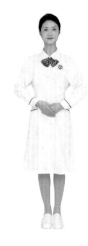

图1-1-3　护士服

国家形象的高度上来认识。

（一）护士服

1. 整体要求　清洁、平整、无皱、庄重、大方、适体、无污渍、无血渍（图1-1-3）。

2. 长度　长短要适宜，以裙子下摆刚好过膝盖、袖长至腕部为宜。内衣不外露，底裙或衬裤以护士服同色或浅色为主，而且不能外露。

3. 领扣　领扣要扣齐，自己的衣服不能外露。

4. 衣扣、袖扣　全部衣扣齐全并扣整齐，袖口不外露自己的衣服。

5. 口袋　不宜放太多东西，只装必需用品，如笔、小笔记本、口罩等。要保持口袋干净，注意套好笔套，避免墨水污染服装。

（二）护士帽

1. 燕子帽　燕子帽要洁净、平整无皱褶、挺立、端正，距发际4～5厘米。长发要整理并盘于脑后，用发夹固定；短发长度后不过衣领，刘海不及眉。发夹颜色与护士帽颜色一致，在后面左右各固定一个发夹，不能固定在前面。

2. 简帽　头发不能外露，缝封在后面，边缘平整。

3. 其他　可根据各单位实际情况不佩戴护士帽，规范整理头发即可。

（三）护士鞋、袜

1. 护士鞋　宜穿白色或与服装颜色相协调的包脚头软底

鞋。要扣好鞋扣，禁止踩鞋跟，保持鞋的干净。

2. 护士袜　建议穿肉色裤袜，若是四骨袜要避免袜口露在裙摆下。

三、整体形象

1. 服饰　清洁，适体，平整，衣领、袖口完整，无破损、无污迹。工作服内的衣领不可高于工作服领口，颜色反差不可过于明显，自己的衣、裤、裙不可露于工作服之外。袜子的颜色以白色/肤色为宜，不穿有洞、挑丝或补过的袜子。鞋以白色系为宜，不可穿人字拖/拖鞋（手术室/监护室等特殊科室仅限在室内穿着的鞋除外），鞋面要保持清洁，走路轻快、无响声。

2. 其他　保持个人清洁卫生，不可佩戴下垂的耳环及其他夸张的配饰，严格、规范地洗手，指甲不可长过指尖、不涂色，不戴戒指、手链/手镯、脚链等。

（崔　虹　陈瀚熙）

第二节　护士仪态

一、神态

（一）眼神

1. 目光关注部位　眼神坦然自信，视线停留在对方双眼和鼻之间的倒三角部位。与人交谈时，应注视对方，目光局限于上至对方额头、下至对方衬衣第二颗纽扣以上、左右以两肩为准的范围内。注视时间以5～7秒为宜。

2. 目光表达方式　护患沟通与交流常采用正视和俯视的形

式。正视表示尊重、理解、平等；俯视是向晚辈表示宽容、怜爱。在医院这种特定情景下，患者一般坐着或躺在床上与护士进行沟通与交流，这时俯视表示爱护、体贴、关注。

3. 巡视病房　要用关注的目光查看患者整体并环视床单位是否整洁及患者家属的反应。必要时立即帮忙并配合适当的问候和肢体动作，让人情不自禁地产生信任感。

（二）微笑

1. 微笑的基本要领　微笑一定要发自内心、情绪饱满，面部肌肉要放松，嘴角自然上翘，神色亲切自然，气质谦恭大方。

（1）松：微笑时面部肌肉要放松，任何紧张都会使微笑显得不自然。

（2）翘：微笑时两嘴角要上翘。

（3）声：微笑时基本不发出声音，当然也不是绝对的。

（4）心：微笑一定是发自内心的情感渗透和感情的自然流露。

2. 微笑的基本要求（图1-2-1）

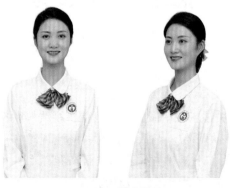

图1-2-1　护士微笑

（1）微笑与眼神运动一致：口到、眼到、神到的微笑是最美的。

（2）微笑与神情气质一致：情绪饱满、神色亲切自然、气质谦恭大方。

（3）微笑与语言一致：用语适合、情景适宜。

（4）微笑与仪表举止一致：端庄、和谐、以姿助笑、以笑促姿。

二、站姿

优美的站姿是以正确的站姿为基础，恰当的站姿可以使人减轻疲劳感，并给人尊重和关注的感觉。站立时身体以挺、直、稳为要领（图1-2-2）。

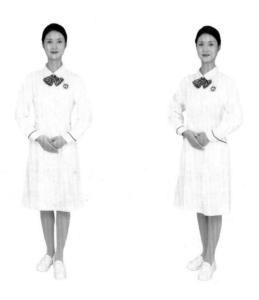

图1-2-2　护士站姿

（一）挺

头要端正，双目平视，颈直背挺，面带微笑，下颌微收，双肩放松。两臂自然下垂，掌心向内，双手自然垂于身体两侧，以右手轻握左手四指，两手自然地相互轻握于小腹前平腰的水平。

（二）直

脊柱要尽量与地面垂直，挺胸、立腰、夹腿。

（三）稳

两脚自然并拢，平站或身体微侧成45°，脚呈丁字步，即右（左）脚位于左（右）脚的中部，身体重心落于双脚间。

三、坐姿

（一）腰

腰挺直，两臂放松，轻稳地坐在椅子前2/3或3/4处。

（二）衣裙

坐下时，先自然地用右手从上至下将后衣裙抚平并稍拉衣裙向前中方向集中，上身微前倾，头颈微抬，轻轻坐下。双膝并拢，小腿稍后收，双脚平放或侧边或稍交叉放置。双手轻握，自然放于一侧腿上或两腿之间（图1-2-3）。

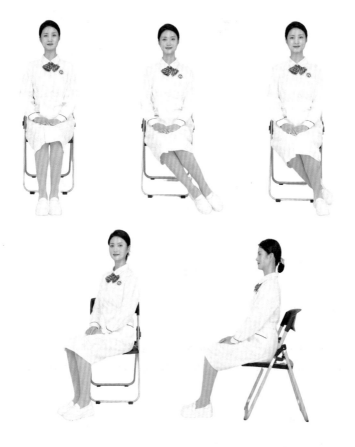

图1-2-3 护士坐姿

四、走姿

（一）走姿的总体要求

　　轻盈、矫健、优美、均匀、不慌不忙、稳重大方，力求做到"行如风"（图1-2-4）。

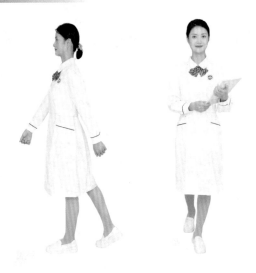

图1-2-4　护士走姿

（二）步态

精神饱满，昂首挺胸，收腹立腰。双目平视，下颌微收，面容平和自然。双肩平稳，双臂前后自然摆动，摆幅以30°～35°为宜。

（三）步位

步位即走路时的落脚点。理想的落脚点是两脚内侧缘落在一条直线上，或者取柳叶形步位，即脚跟尽量站在一条线上，脚掌可略斜向外。

（四）护士的不良走姿

1. 左摇右晃，重心不稳，弯腰驼背，步履拖沓。
2. 内外八字，扭腰摆臀，上下颠动，左顾右盼。
3. 背手，插兜，抡肘，叉腰，速度多变。

4. 两人以上并排走在病区，嬉戏打闹，声音过大。

5. 上下楼梯扶栏杆，表现出疲惫的样子。

五、拾物

（一）双腿高低式

下蹲时双脚不在一条直线上，且一脚前、一脚后，前面的脚着地，小腿基本垂直于地面，后面的脚脚掌着地，脚跟提起，后膝盖应低于前膝盖，头部和腰部成一直线，两腿应靠拢（图1-2-5）。

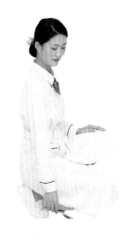

（二）半蹲式

走到物品一侧，上身稍许弯下，但不宜与上肢构成直角或锐角，臀部应向下而不撅起。物品若在右侧，则重心应放在右腿上，反之亦然。

图1-2-5　护士拾物

六、上下楼梯

引领客人（患者）上下楼梯的目的是指明方向、做好安全保护工作，同时可以随时观察客人（患者）的需要和变化，以便顺利到达目的地。

（一）上楼梯

客人（患者）或女士在前，护士在后。

（二）下楼梯

客人（患者）或女士在后，护士在前。下扶手电梯时不能背对客人（患者），应以60°角斜对客人以便随时关注。

（三）靠边走

上下楼梯都应靠右边站或走，留一边通道给更急的客人（患者）用。

七、引路

为客人（患者）引路时，若双方并排行进，护士应走在客人（患者）的左侧；若双方单向行进，护士应位于客人（患者）左前方1米左右。行进的速度须与对方一致，遇拐弯或台阶处要回头向客人（患者）示意说："请当心。"引领客人（患者）时应多用"请跟我来""这边请""里面请"等礼貌用语。请客人（患者）行进时，应面向客人（患者），稍许欠身；在行进中与客人（患者）交谈时，应将头部和上身转向客人（患者）；为客人（患者）送行时，应在客人（患者）的后方，约半步距离。

（崔　虹　陈瀚熙）

第三节　护士基本行为标准

一、言谈举止

言谈是语言和谈吐的统称，是人们为了某种目的在一定的情景中以口头形式运用语言的一种活动。在护理工作中，护士要遵循言谈礼仪，使用恰当的沟通技巧，建立有效的护患沟通。

（一）社交言谈的原则

1. 目的明确 这是言谈的首要原则，谈话过程中要把握谈话的方向。

2. 诚恳真切、礼让对方 诚恳与真切是真心待人处事的表现。应以对方为中心，认真倾听对方讲话，必要时及时做出适宜的语言/非语言回应，言语要诚恳、和气、亲切，表达得体。

3. 待人平等 要以自然平等的态度、亲切的话语与人交谈，不卑不亢，理解和信任对方，建立和谐的社交关系。

4. 表达顺畅 言谈中尽量避免使用专业术语或书面用语，以及口头禅。

（二）护士言谈的原则

1. 目的性 护患之间的沟通应以促进患者康复或保持健康为目的。护士在与患者沟通的过程中，应注意把握谈话的方向，将沟通的目的作为交谈的出发点，以其为中心展开沟通。

2. 尊重性 护患之间的沟通是以相互尊重为基础的。护士应从患者的角度出发，尊重患者的风俗习惯和宗教信仰，保护患者隐私，认真对待患者的意见及需求，理解患者的决定，用真情实感让患者感受到真诚的关怀。

3. 平等性 护士应用平等的心态对待每一名患者。

4. 科学性 护士是专业技术人员，讲话内容应具有专业性、科学性。

5. 通俗性 护士在与患者的谈话中要尽量减少使用书面语言或专业术语。同时，要尽量根据患者的文化程度、年龄、理解能力等选用与其相匹配的语言和语调进行交谈，吐字清晰，语言要口语化、通俗化、精练、简洁。

6．艺术性　护士在面对患者不配合或者发生突发状况时，应尽可能地用委婉、幽默的语言去化解尴尬或误会，避免冲突的发生。

（三）护士言谈的技巧

1．用心倾听　护士在倾听过程中要注意听懂患者要表达的意思，领会其内心的真实想法或不安的情绪，使其内心的情感得到抒发。

2．学会提问　提问分为开放式提问和封闭式提问。开放式提问的答案不唯一，适用于刚开始接触患者时，如："您现在有觉得哪里不舒服吗？"封闭式提问的答案是唯一的，如："您吸烟吗？"

3．赞美鼓励　当患者感到恐惧或紧张时，护士应给予适当的放松指导及赞美和鼓励，舒缓患者的情绪，例如，可对患者说："您别紧张，跟着我说的做好吗？我们先做一次深呼吸，吸……呼……吸……嗯，您做得真好，接下来……"

4．同理心　同理心即换位思考、将心比心。当患者受到疾病折磨或威胁时，非常渴望得到他人的理解和体贴，若护士具有同理心则可以准确、快速地理解患者的感受和情绪，为提升护理服务质量和提高患者满意度打下坚实的基础。

二、行为举止

护士行为是指护士在从事各项护理服务活动中展现出的各种活动、姿态。

（一）护理查房

1．敲门通报　自我介绍，获得允许后轻轻推门进入，身体正面朝向患者，与患者保持适当的距离。

2. 问候患者　认真倾听患者讲话，保持目光交流，适时、适宜地回答或提问，不得坐在病床上与患者交谈。

3. 体格检查　若需对患者进行体格检查，要清洗、温暖双手，关闭门窗以保护患者隐私，必要时请无关人员暂时离开房间。体格检查完毕，向患者致谢并将患者的衣衫还原，整理好床单位。若遇到需要帮助的患者，应主动上前帮助。根据体格检查及评估情况给予患者适当的安慰及心理护理。

4. 离开病房　查房完毕要有结束语，确认身后无人或物品后，退后一步，转身走出房间，轻轻关门。若与他人一起进入房间，一般应请他人先进门、先出门。

（二）护理操作

1. 端治疗盘　护士在端治疗盘时，拇指与其余四指分开，托住盘的两侧，拇指不能触及治疗盘内侧，双手肘关节成90°，上臂贴近胸两侧。

2. 推治疗车　正确的行走姿势是上身略前倾，车距身体两侧约30厘米，双手自然扶住治疗车两侧的扶手，肘关节自然放松，向前轻轻推动治疗车。进病房时，先与患者打招呼，后推车进屋，随手把门轻轻关上。

3. 推轮椅　头微抬，肩呈水平位，保持身体重心平稳，系好患者的安全带，松开车刹，双手用力紧握轮椅扶手，尽量匀速推行。推轮椅时，嘱患者抓住轮椅扶手，身体尽量向后靠，勿向前倾或自行下轮椅，随时观察患者病情。推轮椅过障碍物（门槛或上台阶等）时，嘱患者尽量向后靠并抓住两边扶手，护士用脚踩轮椅后面的支架，翘起前轮。下坡时要掉转轮椅，减慢速度，保证轮椅倒退下行，以免患者感到不适或发生意外。

4. 推平车/病床　上好护栏，嘱患者双手放于胸前，系好患者安全带，松开车刹，保持各种管道固定、通畅。尽量匀速推行，速度不能过快，防止撞到前方行人。推行中双方应抓住平车/病床两端推送，忌站于平车/病床两边抓住护栏推送。护士应位于患者头部，随时观察患者病情的变化，上下斜坡时要慢行，患者头部始终保持于高位，以免患者感觉不适或发生意外。

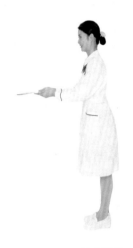

图1-3-1 护士递物

（三）递接物品

1. 递送物品 应双手递交，资料正面朝向对方，并配以礼貌用语（图1-3-1）。

2. 接物品 应双手接过物品，正面朝向对方，并配以礼貌用语。

（四）行为举止的各种禁忌

1. 勿当众嚼口香糖。

2. 勿当众挖鼻孔或掏耳。

3. 勿在公共场合抖腿。

4. 勿随手丢垃圾或随地吐痰。

5. 勿当众打哈欠、打喷嚏，必要时侧身掩面再为之。

6. 勿在公共场合吃零食。

7. 勿在别人面前脱鞋。

8. 有传染病时勿去公共场所。

（陈瀚熙 崔 虹）

第二章
护士社交礼仪

第一节　称　谓　礼　仪

在人际交往中，选择正确、适当的称谓可以反映自身的教养及对对方的尊敬，甚至还可以体现双方关系发展的程度及一定的社会风尚。

一、称谓的种类

（一）通称

1. **成年男性**　称为"先生"。
2. **已婚女性**　称为"夫人""太太""女士"。
3. **未婚女性**　称为"小姐"。
4. **对不了解婚姻状况的女性**　可泛称"小姐"或"女士"。

（二）按职务称

按职务称，可称为"×书记""×科长""×主任""×院长""×护士长"等。

（三）按职业称

按职业称，可称为"×师傅""×医生""×老师""×律师"等。

（四）按职称称

按职称称，可称为"×护师""×教授""×工程师""×研究员"等。

（五）敬称他人及其家人

常用"尊""贵"等，如"贵体"等。称对方父亲为"令尊"，称对方母亲为"令堂"，称对方儿子为"令郎"或"公子"，称对方女儿为"公主"。

（六）谦称自己及家人

称自己的见解为"愚见""鄙见"。称自己的著作为"拙文""拙著"。称自己的父亲为"家父""家严"，称自己的母亲为"家母""家慈"。称比自己辈分低的为"舍弟""舍妹""小妹""小女"等。

二、护士之间的称谓

（一）按职务称

按职务称包括主任、总护士长、护士长、主管护士、责任护士、护士等。

（二）按职称称

按职称称包括主任护师、副主任护师、主管护师、护师、护士、助理护士等。

（三）按年龄称

按年龄可称为"前辈""老师"等。

（四）按资历称

按资历称，以毕业年限为准，对高一级者均称为"老师"。对贡献、学识高的前辈可称为"先生"，如"王秀瑛先生""林菊英先生"等。

（五）在公开场合对大家讲话时称

在公开场合对大家讲话时可称为"护理界同仁"或"护士兄弟姐妹们"等。

三、对医生的称谓

（一）按姓氏＋职务或职称

可称为"王主任""陈教授"等。

（二）按姓氏＋医生或大夫

如"张大夫""刘医生"等。

（三）其他

对德高望重的医生也可称为"先生"。

四、对患者的称谓

（一）按年龄称

1. 对老年患者 可称为"×大娘""×大爷""×大叔""×大姐"等。

2. 对中年患者 可称为"×先生""×女士"等。

3. 对青年患者 可称为"×小姐""×先生"等。

4. 对少年患者 可称为"×同学""×小朋友"等。

5. 对儿童患者 可重复小朋友名字的单音，如"珊珊""静静"等。

（二）按职务称

1. 在职干部 可称为"×首长""×部长""×局长""×所长"等。

2. 离、退休老干部 可称其原职务。

3. 知识分子 按其职业不同，可称为"×高工""×教授""×总编"等。

五、称谓的避忌

在公共场合应使用正确的称呼，不能称呼对方的小名、绰号、昵称，更不能称呼同事为"靓女""美女""哥们""兄弟""靓仔医生""美女护士"等。

六、常用文明用语

（一）迎送语

如："您好！""请进！""请到这边坐/来。""请您稍等。""请您先坐一坐，休息片刻，我们尽快给您安排好床位/就诊，好吗？""请您慢走！""请注意休息，有什么问题请随时来就诊。"

（二）问候语

问候语是指问好、问安的语言，如："早上好！""您好，您感觉怎么样？""您好，请坐，您哪里有不舒服吗？"等。

（三）接患者呼叫铃用语

如："您好！请问有什么需要帮您的吗？""好的！请您稍等，我马上过来！"

（四）安慰语

安慰语是指用安慰、希望、鼓励，以及共情的语言减轻对方的不安和焦虑。如："您别太担心了！""您先别着急，我们一起来想办法！""您放心，我们会尽力帮助您的！""您有什么不明白的尽管问我，我（或请主任/主管医生/护士长）给您解释，好吗？"

（五）祝福语

如："祝您早日康复！"

（六）致谢语

致谢语是得到别人帮助时表示感谢的话，如："感谢您的帮助！""谢谢您的配合！""感谢您的宝贵意见，我们一定加以改进！"

（七）致歉语

如："对不起，让您久等了！""打扰了！""抱歉、实在抱歉！""真抱歉，我正好有事需要处理，您有急事吗？我晚会儿再来找您好吗？""很抱歉，给您添麻烦了！""对不起，我没听清楚，请您再说一遍好吗？""不好意思，您找的×医生（护士……）现在不在，有什么事需要我代为转告吗？""对不起，我们是无烟医院，请您不要在此处吸烟。"

（八）其他

如："您好！我需要和您核对一下信息，请问，您叫什么名字？""别客气，这是我们应该做的！""请您坐稳。""请在这儿签上您的名字。"

七、服务忌语

（一）禁止使用让人感觉不尊重/命令式/无称谓的语句

如："躺/坐那儿，别磨磨蹭蹭的！""嗨，××床（不称呼姓名）！""把××脱了把衣服撩起来！""没到××时间，都出去！""听到没，别乱动！""喂，什么事？"

（二）禁止使用侮辱人格、讽刺挖苦、可能让人尴尬的语句

如："瞧着点儿，没长眼睛呀！""没钱就别来看病！""干嘛起这名字！""你这样的见多了，有什么了不起的！"

（三）禁止使用不耐烦、生硬的语句

如："怎么不早说，到现在才说？""嫌慢，早干什么来着！/急什么？我也想快！""材料不齐，回去补去！""上面都写着/墙上贴着呢，自己看去！""忍一忍，哪有那么痛！/不要叫了，已经打过麻药了！""叫了那么久，干什么去了？/为什么现在才来？""结果还没出来，急什么！"

（四）禁止使用不负责任的推诿语句

如："不知道！你去问别人吧！""谁和你说的/谁答应你的，找谁去！""我下班了，找别人去/明天再说！""我们科没有这个人，你去其他科问吧！""嫌这儿不好，到别处去！""我就这态度，有意见，找领导去！""这是医院的规定，我也没办法！"

（五）禁止使用含糊不清、增加疑虑的语句

如："好坏谁也不敢说，没准儿。""这事（手术、病）不太好办呀。""你的病也就这样了，回家想吃点什么就吃点什么吧。""也许不要紧/没关系。""这东西，好像不清楚。""产程进展缓慢，估计有点难呀。"

（崔　虹　陈瀚熙）

第二节　介　绍　礼　仪

一、介绍者姿势

作为介绍者，无论介绍哪一方，都应注意手势动作文雅，手心朝左上，四指并拢，拇指稍张开，手臂略向外伸，指向被

介绍的一方，并向另一方点头微笑，上体前倾15°，手臂和身体成50°～60°（图2-2-1）。在介绍一方时，应微笑着用自己的视线把另一方的注意力引导过来，态度热情友好，语言清晰明快。

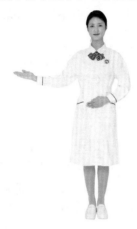

图2-2-1 护士做介绍

二、介绍的顺序

介绍顺序应遵循的原则：①把年龄小者介绍给长者，以示对年长者的尊重；②把身份低者介绍给身份高者，以示对身份高者的尊重；③先介绍个人再介绍团体；④将宾客介绍给主人或上司；⑤将男士介绍给女士，以示对女士的尊重；⑥先介绍自己公司的人，再介绍来宾；⑦将未婚者介绍给已婚者；⑧将晚到者介绍给早到者；⑨有人谈话时不宜做介绍。

三、被介绍者的礼节

作为被介绍者在接受介绍时应欣然表示接受，一般应站起来，同时微笑点头表示欢迎和敬意，并尽可能地记住对方的姓氏及职务等，依据当时情境决定是否握手或递交名片。

（崔 虹 陈瀚熙 毛 琼）

第三节 电 话 礼 仪

一、打电话

（一）时间适宜

一是何时通话为佳；二是通话多久为妙。

1. 时间选择

（1）双方预先约定时间或选择对方方便的时间。

（2）除有要事必须立即打电话外，一般不在休息时间打电话。

（3）每天上午7时前、晚上10时后及午休的时间不打电话。

（4）用餐时一般不打电话。

（5）给海外人士打电话时应了解时差。

（6）公务电话一般在办公时间打。

2. 把握时间长度

（1）时间控制的基本要求是以短为佳、宁短勿长。

（2）具体表现为遵守"3分钟原则"，即发话人应自觉地、有意识地将每次通话时间限定在3分钟之内，尽量不超过这一时限。

（3）通话时先询问对方，现在通话是否方便，若对方不方便，可另约时间。若通话时间较长，应先征求对方意见并在结束时略表歉意。

（4）在节假日、用餐、睡觉时，在不得已的情况下打电话影响别人时，不仅要说清楚原因，也请勿忘记说"对不起"。

（二）内容简练

1. 事先准备 把受话人的姓名、电话号码、通话要点等必不可少的内容列出来，自己事先在脑海中过一遍再拨通对方的电话，以表示办事清楚、明确。

2. 简明扼要 发话人讲话时要务实，问候完毕即应直言主题，少讲空话。

3. 适可而止 主要是时间的控制，由发话人终止通话是电话礼仪的惯例和发话人的义务，如发话人不放下电话，受话人不能先放下电话。

（三）表现文明

1. 语言文明 开口前先问好，接下来自报"家门"，结束前说"再见"。

2. 态度文明

（1）需要总机转接，请勿忘记对总机话务员问好，可使用"谢谢""请""麻烦""劳驾"等词语。

（2）代人接电话时要问清对方姓氏/姓名，或记录好留言内容，或留下对方电话号码，如："×护士正在与患者交流，不方便接电话，方便留下您的电话号码以便复机吗？"

（3）拨错电话时应对接听者表示歉意，不要一言不发就挂断电话。

（4）拨号时不能以笔代手来按电话键，不能把话筒夹在脖子下面，不要抱着电话随意走动，不要边吃东西边打电话。

3. 声音的控制 发音不能过高或过大，声音宁小勿大，话筒与口部保持3厘米左右距离为佳，结束时要有结束语（图2-3-1）。

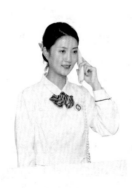

图2-3-1 护士打电话

二、接电话

（一）本人接电话

1. 接电话及时

（1）接电话时尽量在3声响铃之内接起电话，话筒与口部保持3厘米左右距离为佳。

（2）拿起话筒后，要向对方问好并介绍自己的科室或单位，如："您好，这里是××科，有什么能帮您吗？"接听电话时要注意自己的语气、语调，将笑容融入声音并使用礼貌用语，如："请问您是哪位？""对不起，请问应该如何称呼您？"

2. 主次分明

（1）接电话时不要与他人交谈、看文件、看电视或吃东西。

（2）若在会晤重要客人或举行会议期间有人打来电话，应向其简短说明原因并表示歉意，可另约时间。

（3）如在接电话时，另一电话打进来，切忌置之不理，可先对通话对象说明原因，要其勿挂断电话，稍微等候片刻，然后立即接另一电话并请对方稍后打进来，再续回第一来电接的电话话题。

3. 应对谦和

（1）拿起话筒后，第一句话应该是："您好！这里是××科室。"

（2）通话时要认真听，适当地回应，注意自己的语气、语调。

（3）通话结束时要有结束语，如："再见！"

（4）若接听误打进来的电话，要耐心向对方说明，尽可能地向对方提供帮助或其他相关信息。

（二）代接电话

1. 一般要求 代接电话要注意礼尚往来、尊重隐私、记录准确、传达及时。

2. 礼尚往来 代接电话时，如果对方要找的人不在自己周围，不要显得不耐烦，应友好地问："对不起，她不在，需要转告什么吗？"

3. 尊重隐私 代接电话时，不要询问对方与其所找之人的关系。当对方有求于己，希望转达某事给某人时，要守口如瓶，千万不要随意播散，辜负他人的信任。当别人通话时，不要旁听，更不要插嘴。

4. 准确记录 将对方要求转达的内容做好记录，并礼貌地重复一遍以确认内容，记录时要问清对方贵姓及是否方便留下电话号码，以便双方联系。一般代接电话应包括对方单位、姓名、通话时间、通话要点、是否要回电话及回电话时间等几项内容。

5. 及时转达 记录完毕应马上转达，必要时马上电话转告，除非万不得已，不要将代人转达的内容再托他人转告，这样会使内容走样，而且有可能耽误时间。

（崔 虹 陈瀚熙 毛 琼）

第四节 握手礼仪

一、标准的握手方式

1. 握手神态 握手时应热情、友好、自然，面含笑意，双目注视对方，并口道问候。不能一边握手一边东张西望，不能迟迟不握他人早已伸出的手（图2-4-1）。

2. 握手姿势 一般应站立，上身微向前倾与对方距离1米左右或视对方的亲疏可以缩短距离。双方将要相握的手各自向侧下方伸出，以虎口对虎口，五指自然并拢后加力，上下稍许晃动3次，随后松开手，恢复原状。

3. 握手时间 一般不超过3秒，特殊情况除外。

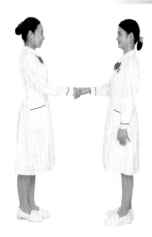

图2-4-1　护士握手

二、握手时伸手的先后次序

一般应遵循"尊者决定"的原则，即应由尊者首先伸出手。

1. 年长者与年幼者之间握手应由年长者先伸出手。

2. 长辈与晚辈之间握手应由长辈先伸出手。

3. 老师与学生之间握手应由老师先伸出手。

4. 女士与男士之间握手应由女士先伸出手。

5. 已婚者与未婚者之间握手应由已婚者先伸出手。

6. 上级与下级之间握手应由上级先伸出手。

7. 接待客人时应由主人先伸出手。

8. 客人告辞时应由客人先伸出手。

三、握手的禁忌

1. 勿用左手与客人握手。

2. 不戴墨镜和手套握手。

3．握手时另一只手不可插在口袋里。

4．不可一直抖对方的手。

5．握手时间不超过3秒。

6．不洁的手不能与他人握手。

（崔　虹　陈瀚熙　毛　琼）

第五节　鞠 躬 礼 仪

一、鞠躬的要求

一般只做一次，随即恢复原状。一般对初识者鞠躬15°（图2-5-1 A）；医务人员向患者鞠躬15°～30°（图2-5-1 B）；对尊敬的师长鞠躬45°（图2-5-1 C）。与客人交错而过时，要面带微笑，行15°鞠躬礼，头和身体自然前倾，低头比抬头慢。接送客人时，行30°鞠躬礼。

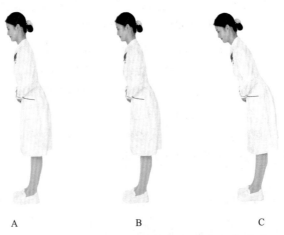

A　　　　　　　　　B　　　　　　　　　C

图2-5-1　护士鞠躬

注：A. 鞠躬15°；B. 鞠躬15°～30°；C. 鞠躬45°。

二、鞠躬的方法

1．两脚直立，身体端正。

2．女士双手叠握于上腹或中腹前。

3．以腰为轴，整个腰和肩部向前，直线倾斜15°～30°（按需定度数）。

4．目光向下，面带笑容或面容平和，停顿2～3秒。

5．配合礼貌用语，如："您好，欢迎光临，很高兴为您服务！"

（崔 虹 陈瀚熙 毛 琼）

第六节 迎 送 礼 仪

一、迎接来宾一般礼仪

1．**熟悉工作职责** 应愉快地接受上级指派的任务，并详细地询问有关情况，如来访对象、来访人数、男女比例、职务级别、接待规格、到达日期、离开日期等。

2．**食宿安排** 一般应遵循交通便利、就近安排的原则。

3．**迎接** 根据询问所了解的信息做好安排，如需接车、接飞机，应把客人先送回预订的酒店稍休息，并告知其下面的安排等。如果是级别、规格较高的客人，在与客人见面时，应由接待方中级别地位最高者率先与客人握手致意，表示欢迎。

4．**安排客人休息** 不论来访的目的如何，在客人抵达后，应先安排客人休息。近路来客可在单位会议室或接待室稍作休息，接待方提供茶水、饮料等；对于远道客人，应先安置客人住宿再商议活动日程。向客人告别时，接待人员应留下通信电话以备随时联系。

5. **接受访问** 作为被访问的单位，应充分掌握来访者的目的和意图，为客人提供有关的资料和内容，但同时也要做好保密工作。

二、为来宾送行一般礼仪

1. **安排交通工具** 了解客人的离程时间后，要及早预订机票、车票或船票，安排送行人员和车辆。

2. **赠送或交换纪念品** 一般选择客人即将动身离别前赠送纪念品，纪念品要价廉物美、有纪念意义，一般以选择当地特产为佳。

3. **送行** 专人负责，掌握车次、航班的时刻，避免在车站、机场等候时间过久，但也不能过于匆忙。为客人办理好手续后将有关票证、证件等一起交给客人。对于规格较高的客人，还要在机场或车站举行送行仪式。

三、迎送的禁忌

1. 一忌迎而不欢，既不欢迎，又不真诚。
2. 二忌不分对象，礼仪失节。
3. 三忌不顾来宾身份、规格。
4. 四忌不分相互关系而礼仪失态。
5. 五忌不顾亲疏关系、乱抢镜头。

（陈瀚熙 崔 虹 柳 颖）

第七节 出入电梯礼仪

出入电梯时的礼仪要求：①入电梯时如有客人同行，应先按住外开关请客人先进；②进入电梯间，面部应转向门，尽量不说话或小声说话；③出电梯时，自己先出，按外开关，再请客人出；④乘扶手电梯时，尽量靠近右侧扶手，上下电梯时要关照同行的朋友和客人。

（陈瀚熙　崔　虹　柳　颖）

第八节　空间交际礼仪

一、空间距离

1. 私人距离　两人相距在0.5米以内，又称"亲密距离"，适用于家人、恋人、至交之间，不适合社交场合。

2. 社交距离　两人相距在0.5～1.5米时，即为社交距离，主要适用于交际应酬之时，是人们采用最多的人际距离，又称"常规距离"，朋友、熟人、同学、同事之间交往时适用，护患、医患工作中可保持这一距离。

3. 礼仪距离　两人相距在1.5～3.5米时，即为礼仪距离，又称"敬人距离"，主要适用于向交往对象表示特有的敬重，或者用于举行会议、庆典、仪式等。

4. 公众距离　两人相距在3.5～7.0米时，即为公众距离，又称"大众距离"，是一种具有权威感、安全感并体现心理优势或防范心理的交往距离。在一些公众场合切忌进入不相识人的公众距离之内。

二、空间位次

1. 两人同行　纵行时前者为尊，平行时右者为尊。

2. 三人以上同行 纵行时前者为尊，横行时中者为尊。

3. 上、下楼时 上楼时前者为尊，下楼时后者为尊。

4. 进门、上车时 尊者从先从右。

5. 乘车时（双排五座小轿车） 按尊者先后次序依次为后排右座、后排左座、后排中座、副驾驶座。

6. 迎宾、送客时 迎宾时主人在前，送客时主人在后。

7. 入座时 迎门位置为尊。大型集会上，主席台前排中间位为尊。

（崔　虹　陈瀚熙　王小霞）

第九节　参加会议礼仪

一、遵守纪律

（一）准时到会

严守会议时间是保证会议顺利进行的基本条件之一。在本地举行的会议，应提前5分钟进入会场，以便完成个人必要的会前准备，如签到、寻位、领材料等。如在外地开会，最好提前一天报到，以便熟悉会场情况和会议组织方的安排。

（二）保持安静

1. 会议期间不应随意走动、交头接耳。

2. 不应在会场上使用手机，如必要也应调为无声。

3. 不应在会场上吃东西。

（三）不得逃会

1. 参加会议，必须自始至终。如有特殊原因需中途离场，应事先请假，必要时还应向主持人说明原因，并为此道歉。

2．不允许半途而退、不辞而别。在他人讲话期间当众退场，不仅是自己失礼，而且也是失敬于对方。

二、认真倾听

（一）事先准备

1．充分休息，保证会议期间不打瞌睡。

2．准备好必要的辅助工具，如纸、笔等。

3．认真阅读会议下发的材料及议程，以便了解会议情况，领悟主旨。

（二）聚精会神

唯有认真听每一位发言者的讲话，才能吸取他人发言的精华。

（三）笔录要点

民间有句俗话："好记性不如烂笔头。"它讲的就是做笔记的重要性，笔记记得恰当，对深入体会和及时传达会议精神和内容都有极大的帮助。

（陈瀚熙 崔 虹 柳 颖）

第十节 接待院外有关人员来院参观的礼仪

一、接待者的要求

作为接待者，首先代表的是医院，接待者的精神面貌、言行举止都代表着医院的形象。接待者必须知道本次来访者的目的、级别、接待标准和议程安排，以便做到心中有数，有条不紊地安排好每一个环节。

（一）接待检查团

按迎送礼仪做好准备，另外，必须准备好相关检查项目的材料，安置宁静舒适的环境。负责直接交流者必须能简洁清晰地交流相关问题，能在最短的时间内找到所需的相关文件。

（二）接待参观团

接待者主要负责引领来访者参观预先安排好的项目，要注意维护好纪律和秩序，在院内保持环境安静以免影响他人。

二、主要介绍者的要求

主要介绍者要维护良好的形象，注意言谈举止。首先要表示欢迎，礼貌相待。介绍过程中要语音清晰，重点突出，可结合适当的肢体语言及表情，要有结束语，如在完成介绍后应礼貌地说："本次我负责介绍到此，以下的时间交回给你们的领队×先生/女士……"

（崔　虹　陈瀚熙　鲁　萍）

第三章
不同病区护士行为规范

第一节　普通病房护士行为规范

一、基本行为规范要求

1. 接待新收患者应起立微笑，主动打招呼，引领患者到病床休息。如没有空床位，应做好解释工作，并妥善安置患者。

2. 责任护士应在5分钟内接诊，在本班内完成入院患者评估、宣教和环境介绍。

3. 尊重患者，使用文明用语，礼貌称呼患者，禁止以床号代替姓名。

4. 经常巡视病房，及时解决患者所需，呼叫器铃响后应在3声铃响或10秒内接听，询问患者的需求并及时给予答复，尽快处理。

5. 做好患者的心理护理和健康教育，及时观察患者的思想动态，向患者提供相关的疾病知识。

6. 检查前，向患者口头或书面交代注意事项，说明检查的目的、方法、可能出现的不适、应对的措施、检查可能需要的时间等。

7. 操作前向患者及其家属解释操作的目的，操作时动作轻柔、熟练、准确，尽量减少患者的痛苦。

8. 输液时向患者解释控制输液滴速的重要性，告诉患者输液总量及瓶数。

9. 工作中做到四轻，即开关门轻、走路轻、说话轻、操作轻。

10. 指导患者办理出院手续，做好出院宣教。

二、常见护理场景行为规范要求

（一）入院接待

1. 语言示范

（1）"×先生/女士，您好！这里是××科，请把您的病历给我，先测一下体重。"

（2）"×先生/女士，您好！我是您的责任护士，请跟我来，这是给您安排的床位，我通知医生过来看您，请您稍作休息。"

（3）"×先生/女士，您好！对不起，原患者刚刚出院，床单位还未消毒好，请您坐下稍作休息，我们会尽快清洁和整理好床单位。"

（4）"×先生/女士，您好！您是来我科住院的吗？可以把您的资料给我看一下吗？您还未办理入院手续，我先给您安排床位，请到入院处办理入院手续，入院处在……（位置）。您还可以自助办理入院手续，麻烦您取出手机，我告知您如何操作。"

（5）"×先生/女士，您好！我是您的责任护士××，有什么能帮您吗？请让我给您做入院介绍，住院期间您有事都可以找我，我会尽量帮您解决。"

2. 动作要求

（1）微笑，立即起身迎接患者，帮患者拿行李，带领患者介绍病区设施、环境，协助患者测量体重。指引患者入病室休息，妥善安置好患者。行动不便者可予以帮助（搀扶或提供轮椅）。向患者做自我介绍，讲解住院规则、环境、订餐流程、用物放置、呼叫器的使用方法等。

（2）查看患者的入院卡是否入住本病区，详细告知患者或家属如何办理入院手续。

（3）首问负责制，主动询问患者的需求，回答患者提出的问题。

（二）检查宣教

1. 语言示范

（1）"×先生/女士，您好！昨晚睡得好吗？昨晚10点至今有吃东西、喝水吗？现在我帮您抽血检查，今天抽血项目是……抽血时会有点痛，请不要紧张，稍微忍耐一下，一会儿就好……抽完了，谢谢您的配合！您现在可以吃东西了。"

（2）"×先生/女士，您好！明天上午您需要到××楼做××检查，有输送中心的工作人员提前到病房送您过去，请您耐心等候。"

2. 动作要求

（1）动作轻柔，协助患者摆好舒适的体位，抽血后充分按压局部1～3分钟，整理好床单位。

（2）耐心解释检查的目的和注意事项，如患者有疑问，应及时予以耐心解答。

（3）协助患者整理仪表，动作轻柔，做好管道管理。

（4）查看患者病情，按照患者病情需求准备好要带的检查用物，保证输送途中安全。

（三）术前宣教

1. 语言示范 "×先生/女士，您好！您的手术安排在明天××（时间），手术安排在第×台，大概××点运输中心的工作人员会来接您去手术室。今晚您早点休息，××点后就不能吃东西了，请通知您家属明天××点之前到病房等候。"

2. 动作要求

（1）详细介绍手术前、中、后的注意事项。

（2）指导家属需要配合的注意事项，提前告知术后会制订康复活动计划，向患者及其家属详细介绍术后尽早活动的好处。

（3）首问负责制，主动询问患者的需求，回答患者提出的问题。

（四）术前准备

1. 语言示范

（1）"×先生/女士，您好！我是您的责任护士××，您的主治医生×医生安排您今日手术，我将为您做术前准备。"

（2）"×先生/女士，您好！您的手术安排在今日××（时间），手术安排在第×台，大概××点运输中心的工作人员会来接您去手术室，请通知您家属××点之前到病房等候。"

（3）"×先生/女士，您好！手术需要提前预交一部分手术押金，您可以通过线上或现场缴费，这是缴费流程图。如需要我帮助请告知我，感谢您的配合。"

（4）"×先生/女士，您好！现在让我给您做术前准备（皮试、备皮、肠道准备、插胃管、留置尿管、留置针等）。术前请您将贵重物品、现金、首饰、手机等交给家人保管。如有活动假牙请取下来放在凉开水杯内，不要放在热水和盐水内，以免假牙腐蚀或变形。"

2. 动作要求

（1）面带微笑，亲切友善，轻声向患者解释手术的目的和需要配合的事项，准备好用物至床边。

（2）详细介绍手术前、中、后的注意事项。

（3）做好术前准备，检查手术部位皮肤、管道及静脉通路等准备工作。向患者交代下一步需要做的准备工作。

（4）认真做好"三查七对"和"无菌操作"，动作轻柔，准确、熟练地进行操作。

（五）术后护理

1. 语言示范

（1）"×先生/女士，您好！手术很顺利，麻药过后伤口可能会有疼痛不适的感觉，请您及时告知，我们会根据病情给予对症处理。您现在可以做××动作，××点后可以做××动作，这样可以帮助您术后快速康复。如需协助在床上解大小便，请按呼叫铃，我们会及时协助。请您安心休息。"

（2）"×先生/女士，您好！您暂时不能进食，需要到××点才可以进食，我们会根据医嘱为您输液，以保证能量和营养的摄入，请您放心。"

（3）"×先生/女士，您好！伤口疼得厉害吗？麻醉过后伤口会有疼痛，如果不能忍受，请告诉我们，在医生评估后，必要时，我们会遵医嘱给您使用镇痛药对症处理。"

（4）"×先生/女士，您好！今天感觉如何？让我看看您的伤口恢复得怎么样好吗？伤口愈合良好，干燥、无渗血，请放心！"

（5）"×先生/女士，您好！现在您可以下床活动了，下床时注意动作要慢，不可过急。您可以先在床边坐一会儿，然后再下床活动。活动量要慢慢地增加，不要操之过急，这样可以防止血栓、肺炎等并发症，有利于术后快速康复。"

2. 动作要求

（1）做好手术后的查对和交接，查看伤口，指导患者肢体活动，整理各管道和床单位。

（2）向全麻患者解释禁食的必要性，床头挂禁食牌。注意补液速度要合理。

（3）详细检查患者的局部或肢体摆放位置是否正确，向医生报告患者情况。

（4）检查伤口的渗血情况、引流管是否通畅及其他相关情况。保持各类管道的固定、通畅。

（5）指导患者配合功能锻炼。做好静脉血栓栓塞的预防宣教。根据患者的体力情况搀扶或协助患者坐起、下床，注意保暖，勿着凉。

（6）注意安全，上床档，防止患者跌倒。

（六）护理操作

1. 语言示范

（1）"×先生/女士，您好！我先核对一下信息好吗？请问您叫什么名字？现在我为您做××操作，您需要上洗手间吗？"

（2）"×先生/女士，您好！我现在为您做××操作，您对什么药物过敏吗？谢谢您的配合！"

（3）"×先生/女士，您好！现在给您注射，消毒液会有点凉，请放松，不用紧张。"

（4）"×先生/女士，您好！观察结果的时间到了，请问您有什么不舒服吗？请让我看看，您的结果是……"

2. 动作要求

（1）面带微笑，亲切友善，轻声向患者解释护理操作的目的和需要配合的事项，准备好用物至床边。

（2）认真做好"三查七对"和"无菌操作"，动作轻柔，准确、熟练地进行操作。

（3）准确判断结果，阳性结果告知患者并及时通知医生，监测生命体征，做好病情观察及记录，协助患者保持舒适体位及整理好床单位。

（七）交接班查房

1. 语言示范

（1）"×先生/女士，您好！我是您的责任护士××，昨晚休息得好吗？"

（2）"×先生/女士，您好！我们协助您翻身，查看皮肤情况，帮您拍拍背。"

（3）"×先生/女士，您好！今天天气转凉了，晚上被子够暖吗？要注意添加衣服。我会经常来巡视您的补液情况，请放心休息。"

（4）"×先生/女士，您好！现在是休息时间，您需要早点休息，我帮您关掉电视。晚安！"

（5）"××家属，您好！探视时间已经到了，患者需要早点休息，请您明天按探视时间再来，谢谢您的配合。"

（6）"×先生/女士，您好！跟您核对一下信息可以吗？请问您叫什么名字？我现在帮您更换补液，这是××药物，作用是……这是第×袋，还有×袋。"

（7）"×先生/女士，您好！非常抱歉，您的穿刺部位有点红肿，我先帮您把针拔了，您稍作休息，我再帮您重新穿刺。"

（8）"×先生/女士，您好！您想早点完成输液的心情我非常理解。我已经根据药物的性质和您的病情调节好输液速度，每分钟××滴，过快或过慢都会影响治疗效果。为了取得最佳的治疗效果，请不要自行调节滴速。谢谢您的配合。"

（9）"×先生/女士，您好！您今天的输液已经完成了，我现在帮您拔针，过程中可能会有点痛，我会尽量轻点儿。"

（10）"×先生/女士，您好！我是本病区的护士长××，非常感谢您对我们的信任，选择到我们病区接受治疗。如果我们有做得不到位的地方，请您告知我。感谢您给我们的工作提出宝贵意见，谢谢！"

2. 动作要求

（1）主动热情，面带微笑。

（2）掌握患者的护理重点，特殊情况应做好前瞻性交班和相关的健康宣教，保证患者安全。

（3）翻身时查看患者的皮肤、输液、管道情况。

（4）必要时给患者加盖被子。

（5）按输液要求巡视患者的输液情况，及时更换药液，及时查看穿刺部位的情况。

（6）帮助患者关电视和照明灯，打开地灯，盖好被子，上床档。

（7）按规定重新调节输液速度并根据患者的情况有针对性地解释，告诉患者自行调节滴速的危害性。

（8）拔针后帮患者按压针眼，无出血方可离开。

（9）每天护士长查房，应主动向患者做自我介绍，询问患者的需求及患者对护士服务态度的反馈，如存在问题应及时整改。

（八）出院宣教

1. 语言示范

（1）"×先生/女士，您好！医生已通知您今天可以出院。请通知您的家属××点到病房协助您办理出院手续。"

（2）"×先生/女士，您好！请您准备好出院通知单和押金单，等候收费处人员到病区为您办理出院手续。办理过程中如有问题，请随时和护士联系，我们会尽快帮您解决。"

（3）"×先生/女士，您好！这是您的出院带药（详细告知药物的服用方法和注意事项），如果出现……（药物不良反应）请及时返院复诊，医生会根据您的病情调节药物。出院后要按时服药，注意起居饮食，保持心情舒畅，适度锻炼，如有不适及时返院就诊。我送您到电梯口，请慢走！"

（4）"×先生/女士，您好！请按时回院复诊，复诊时间是……，预约方式有3种，电话、网上和微信预约。"

（5）"×先生/女士，您好！感谢您在住院期间对我们工作的支持与配合，如有我们做的有不到位的地方，请您多提宝贵意见，我们会不断改进。"

2. 动作要求

（1）根据患者不同的病种，给予专科出院宣教（纸质和口头）。根据患者需求（有什么疑问和需要解决的问题），及时给予解答，必要时予以协助。告知患者复诊时间和地点，告知如何预约复诊，如有不适，及时去医院就诊。

（2）向患者详细讲解办理出院的程序，发放《住院患者满意度调查表》，做好出院宣教及健康宣教。

（3）患者办好手续准备离院时，送患者到电梯口，必要时帮患者拿行李。

（4）发放专科病种出院宣教，告知患者复诊的方式，必要时指导患者和家属如何网上挂号。

情景示范

情景示范一：护士巡房

护士："×先生/女士/老师，您好！昨晚休息得好吗？"

患者："昨晚休息得比前天好多了，谢谢你们的关心。"

护士："看您精神好多了，护士早上协助您洗漱了吗？"

患者："是的,这里的护士很好,我一醒她就来看我了。"

护士："好,现在让我们看看您背部的皮肤和伤口情况如何。"

患者："好,麻烦你们啦!"

护士："您背部和骶尾部的皮肤有些压红,我帮您按摩一会儿,同时帮您搽点赛肤润吧,要常转身,避免长时间受压。伤口愈合很好,请勿用手抓挠。"

患者："谢谢,我的皮肤不会有问题吧?"

护士："不会的,等会儿我过来帮您做身体护理,之后就协助您下床活动。身上的管道我会帮您处理好,早日活动可以促进您的康复。您先休息一下,等会儿我巡视完其他患者就回来帮您。"

患者："好的,谢谢,你先忙。"

护士："有需要帮忙请随时按呼叫铃。这是呼叫铃,我放在您的床头,方便您能拿到。"

情景示范二:为患者进行留置针操作

护士："×叔叔/阿姨/老师,您好!我准备帮您输液治疗,请问您需要去洗手间吗?"

患者："不用了,我刚才已准备好了。"

护士："根据医生的计划,预计您还要输液3天左右,给您使用留置针好吗?以后就不用天天扎针了。"(必要时解释什么是留置针。)

患者："那好啊,留置过程会不会很痛呢?"

护士："不会很痛的,留置针与普通7号针头基本一样大,而且它的针尖更锐利些,痛感会少一些,看,这就是我建议您使用的留置针。"

患者："好,那就开始吧。"

护士："好,让我看看您的血管,选一条稍粗的血管保留时间相对长一些。"

患者："好的，你慢慢找吧。"

护士：（穿刺成功）"×叔叔/阿姨/老师，现在的输液滴速为每分钟××滴，请您自己不要调节，我们会经常巡视的，您安心休息，如有需要请随时按铃告知，我们会帮助您的。"（必要时向患者讲解输液结束后的注意事项。）

情景示范三：静脉采血

护士："×叔叔/阿姨/老师，您好！我是您的责任护士××，请问您叫什么名字呢？能让我核对一下您的手腕带吗？"

患者："好的，我叫×××。"

护士："×××，住院号××××××。×叔叔/阿姨/老师，您静脉补钾之后要抽血复查结果。我现在要给您抽个血，请问您需要去洗手间吗？"

患者："不用了，我刚才已准备好了。"

护士："请问您有对消毒液或者其他药物过敏吗？"

患者："没有。"

护士："那您有晕血或晕针吗？"

患者："没有。"

护士："好的，那您想抽哪只手呢？"

患者："右手。"

护士："让我看看您这只手的血管。"

患者："好。"

护士："您这只手的血管比较粗直，弹性也好，那待会儿我就给您在这只手抽血了。"

患者："好的。"

护士："这样躺着还舒服吗？"

患者："舒服。"

护士："请问您还有什么其他的需要吗？"

患者："没有。"

护士："×叔叔/阿姨/老师，现在要抽血了，请您把手伸出来吧。"

患者："好的。"

护士："我现在给您消毒，会有一点凉凉的感觉。"

患者："好的。"

护士："我现在要扎针了，您轻轻握拳。"

患者："好的。"

护士："我再核对一下。请问您叫什么名字呢？"

患者："×××。"

患者："好了，血已经抽好了，可以松拳了。"

患者："好的。"

护士："请您顺着血管的方向按压3～5分钟，穿刺口不出血就可以了。"

护士："我再核对一下您的信息。请问您叫什么名字呢？"

患者："×××。"

护士："×××，住院号××××××。"

护士："×叔叔/阿姨/老师，血已经抽好了，穿刺口一定要按压好，今天这只手不要太用力，不然容易淤青，睡觉的时候要注意不能压到抽血的这只手。检查结果今晚就会出来，到时若有异常我们会及时告知您的，您先好好休息，有什么需要就按呼叫铃找我好吗？"

患者："好的，谢谢。"

护士："不客气，感谢您的配合。"

情景示范四：测微机血糖

护士："×先生/女士/老师，您好！我准备为您测餐前血糖，请问您现在方便吗？"

患者："方便的。"

护士："请问您2小时内是否有吃过什么食物或喝过什么东西？"

患者："没有，早上8点吃过早餐后没有吃其他食物。"

护士："好的，那我准备为您测量微机血糖，我可以先为您解释一下测微机血糖的注意事项吗？"

患者："好的，你真的很细心。"

护士："好的，谢谢您对我的信任。首先，我们测微机血糖是优先选择无名指、小指、中指进行采血的，但指尖的神经末梢丰富，敏感度高，疼痛感比手指其他部位更强，所以测微机血糖可能会有一点疼痛感，需要您忍耐一下，我会轻一点的，谢谢您配合我们；其次，测血糖的过程中需要消毒手指，在我使用试纸采血的过程中，请您保持手指不要移动，这样结果会更准确。"

患者："好的，我明白了，开始吧。"

护士："好的，谢谢您的配合。我现在准备扎手指了，会有点疼，辛苦了！"

患者："没事，不疼。"

护士：（按流程操作）"好的，已经测量好了，血糖是5.4 mmol/L，在正常范围内，血糖控制得很好，真棒！谢谢您配合我的操作，现在需要您按压棉签5分钟，谢谢！平时在口袋里请准备2颗糖果或饼干，以预防低血糖的发生。餐后尽量散步半小时，可以促进代谢。谢谢！"

患者："好的，明白了，谢谢！"

护士："那我先出去服务其他患者了，您有需要帮忙的时候请随时按铃告诉我，这是呼叫铃，放您床头，方便您能拿到。谢谢！"

情景示范五：术后早期下床活动

护士："×先生/女士/老师，您好！昨晚休息得好吗？"

患者："昨晚休息得比前天好多了,谢谢你们的关心!"

护士："看您精神好多了,有感觉疼得厉害吗?"

患者："伤口在活动时感觉有点疼,其他时候还好,精神好多了。"

护士："有离床走动过吗?"

患者："还没有呢,不太敢走。"

护士："早期下床活动可以加速康复,我给您进行过跌倒风险评估,在我们的陪同下,您今天可以尝试离床活动的。我协助您,咱们试一下好吗?过程中如果不能承受,您马上告诉我。"

患者："好,麻烦你们啦。"

护士："下床活动是循序渐进的,下床活动'三部曲'是协助床上坐起、床边垂足坐、扶床站立,然后再借助有输液架的助行器行走。在活动前,我先为您倾倒引流液,为您固定好引流管,绑好腹带。我们现在先坐起来,您感觉有头晕吗?"

患者："谢谢,不感到头晕。"

护士："好的,那现在我帮您把腿垂到床边,稍后尝试扶着床站立一下。站立可以坚持吗?"

患者："可以,没问题。"

护士："好,您很棒,现在可以扶着这个输液架在床边走几步。"

患者："好的,走起来是有点艰难。"

护士："您已经很棒啦,可以坐着休息一会儿,我们循序渐进,术后根据自己的实际情况,目标是第一天离床活动2小时,第二天6小时。起床记得要按照我刚才说的顺序。第一次下床活动需要有人陪同,这是呼叫铃,我放在您的床头,方便您能拿到。我会常来巡视,您需要的时候也可以呼叫我,祝您早日康复,您先休息一下。"

情景示范六：携带引流管注意事项宣教

护士："早上好，×老师，我是您的责任护士××，还记得我吗？"

患者："记得，早上好！"

护士："看您精神状态比昨天好，现在有没有什么不舒服？"

患者："没有，挺好的。"

护士："能让我看看您身上的管道和伤口吗？"

患者："好。"

护士："不错，伤口敷料是干净的，您保护得很好，今天可以下床活动了，我现在跟您讲一下需要注意什么。"

患者："好，谢谢。"

护士："您昨天才做完手术，腹部的引流管是很重要的，它可以将里面的积血引出来，可千万不能自己将管道拔出来呀！"

患者："好的，我会小心的。"

护士："引流管要保持通畅，不能扭曲、折叠、受压。如果您在床上翻身时，请注意引流管的长度，防止牵拉滑脱管道。为防止引流液反流，平卧时引流管的高度不能高于腋中线，护士会将引流袋绑在床边。下床活动时，引流袋的位置要低于置管的位置。您腹部的引流管要在腰部以下。"

患者："好的，明白。"

护士："请您保持引流管周围皮肤的干净，我们每班护士都会过来看您的。如果您发现伤口有渗液，也请及时告诉我们。袋中的引流液我们会及时过来为您倾倒，请不用担心。为方便您下床活动，这个是扣针，您可以将引流袋用扣针扣在衣服上，这样扣……但扣的时候请小心，别扎到自己的手。"

患者："谢谢，你太细心啦！"

护士："不知道我讲清楚没有？您还有什么不明白的地方吗？"

患者："清楚清楚，谢谢你的耐心指导！"

护士："好，这是呼叫铃，我放在您的床头，有任何需要请按铃，我也会随时过来看您的，您先好好休息。"

情景示范七：为术后卧床患者提高生活自理能力指导

护士："×女士，早上好！我是您的责任护士××。您昨晚睡得怎样？还疼吗？"

患者："早上好！睡得还行吧，不动的时候还好，动的时候有点疼。"

护士："您昨天才做的腹部手术，活动的时候有点疼是正常的，不用担心。今天是您术后第一天，一般情况良好，您需要尽快地恢复自理能力，如自己刷牙、自己洗脸，有信心吗？"

患者："我昨天才做手术，太快了吧？我还不能吃东西，不需要刷牙吧，洗脸让我女儿帮我就行了。"

护士："术后早期活动是加速康复的重要措施之一，做一些力所能及的事情只是一个开始。因为您没有吃东西，口腔的细菌会比较多，如果不注意清洁，很容易发生口腔溃疡，影响您以后的进食。而面部清洁能让您精神抖擞。"

患者："好吧，我试试。"

护士："您放心，我会协助您的。我帮您把床摇高，扶您坐起来，协助您刷牙、洗脸。"

患者："刷完牙，口腔舒服多了，洗了脸也精神多了。好像也没有那么难哦，谢谢你们！"

护士："不用谢！尽快恢复自理能力能够帮助您早期进行床上活动和树立康复的信心。"

情景示范八：拔除尿管

护士："×女士/先生您好！请让我核对一下您的手腕带。医生说您的尿管可以拔了，我来给您拔，好吗？"

患者："好的。"

（护士拉上隔帘，戴一次性手套，尿垫垫于臀下，脱裤子至膝盖。）

护士："请把腿弯一弯，打开点，放松，不用紧张，我先把气囊内的水抽出来。"（用注射器把气囊内的水全部抽出，松开注射器。）"我要拔尿管了，会有一点点疼，别害怕，请您放松，做深呼吸。"（轻轻拔出尿管，用纱布擦拭尿道口。）"您的尿管已经拔除，感觉还好吗？"

患者："还行，就是有一点儿疼。"

护士："您别担心，前几次排尿可能还会有些疼痛的感觉，是正常现象，多排几次后症状就会减轻。如果疼痛症状加重，或者出现尿急、尿频、尿不出的症状请您随时告诉我。您今天需要多喝水，一直到排出的尿液颜色变澄清为止。下床上厕所的时候，要按照我们的下床'三部曲'，逐渐增加活动，防跌倒。我把呼叫器放在您这里，需要帮助时请按铃，我们也会实时巡查病房的，请您好好休息。"

患者："谢谢！"

情景示范九：无创呼吸机辅助通气

护士："×伯伯/阿姨，您好！我是您的责任护士××。您还是觉得很气喘，也很费力是吗？刚刚抽的动脉血气结果出来了，二氧化碳分压很高，医生已经为您调好无创呼吸机的各项参数，这个无创呼吸机可以减轻您呼吸肌的做功，帮您减轻呼吸困难，排出体内过多的二氧化碳。"

患者："是的，刚刚管床医生跟我说了，那我需要如何配合？"

护士："好的，我先帮您摇高床头。现在我跟您介绍一下无创呼吸机面罩，它由面罩、头带、可脱卸卡扣、氧气接口、排气孔等组成，面罩需要盖住您的鼻子和嘴巴，头带需要固定在头上来固定面罩，以保证通气和减少漏气。如果您在使用无创呼吸机的过程中需要咳痰或喝水时，您可以自行拆下面罩。我先给您示范可以吗？"

患者："好的。"

护士："您用一手握住面罩，另一手示指和拇指捏住一边的可脱卸卡扣，拇指稍用力按压即可解开可脱卸卡扣，将面罩移开，喝水或咳痰后再恢复固定。如果您觉得可脱卸卡扣不好操作，也可以撕开一边头带的魔术贴，快速取下面罩。这个您需要掌握，方便您喝水、咳痰时快速取下面罩，您试一试？"

患者："好的，是这样吗？"（操作展示）

护士："是的，掌握得非常好。我再跟您说一下，在带机过程中，您需要把嘴巴闭上，用鼻子呼吸。如果您张开嘴巴呼吸，气体会进入您的胃里，您会感觉肚子很胀。"

患者："嗯嗯，明白，闭上嘴巴，用鼻子呼吸。"

护士："×伯伯/阿姨，您看这个面罩会压迫您的鼻梁和脸颊，我先在您鼻面部受压的部位贴上防压疮的保护贴，预防受压导致的疼痛和压疮。这个保护贴平时不用撕下来，如果有卷边等异常情况，我会帮助您更换的。"（根据需要裁剪和贴好保护贴。）"已经给您贴好了，我可以给您戴上面罩了吗？"

患者："可以。"

护士：（戴上面罩后）"×伯伯/阿姨，面罩已经给您佩戴好了，松紧度也刚好在脸颊与头带之间能放置1～2根手指，这个是比较合适的。"

患者："嗯嗯，感觉还可以。"

护士："好的，面罩戴好了，我现在给您启动无创呼吸机，您有规律放松呼吸就好了，仪器会配合您的，您不用过于紧张。刚开始使用无创呼吸机，会有些不适，慢慢就会适应了。请您不要自行调节，我们会经常巡视的，您安心休息。如有需要请随时按铃告知护士，我们会帮助您的。"

患者：（点头示意）

护士："使用无创呼吸机时还有一些注意事项需要您了解：①根据需要解开头面罩喝水或咳痰，再恢复固定即可，或呼叫护士帮忙；②使用过程中切勿堵住排气孔，以免影响二氧化碳的排出；③注意氧气管连接完好，预防脱落，避免引起缺氧；④用鼻呼吸，少说话，避免引起腹胀；⑤多喝水，有助于稀释痰液；⑥进食半小时后再佩戴呼吸机，以防呕吐；⑦半卧位休息，有利于呼吸；⑧根据需要，医生会定期安排给您抽动脉血，复查血气分析，根据血气分析结果调节无创呼吸机的参数。"

情景示范十：护士对外科术后患者进行疼痛评估宣教

护士："×先生/女士/老师，您好！请问您哪里有不舒服的感觉吗？"

患者："左手手术的地方很疼！"

护士："您是什么时候开始感到疼的？"

患者："昨晚开始疼的。"

护士："是活动时才疼还是一直在疼？"

患者："是一直在疼。"

护士："您感觉是胀痛、牵扯痛，还是切割痛？"

患者："应该是胀痛！"

护士："好的，疼痛影响您昨晚入睡吗？"

患者："倒也没有影响，但醒来后疼得明显了。"

护士："好的，现在帮您检查左手手术的地方。请您动一动左手
　　　手指，可以完成抓握动作吗？"

患者："可以完成抓握动作，活动后疼痛加重了。"

护士："好的！您的左手皮肤是温暖的，手指活动好，没有发生
　　　水肿，伤口敷料松紧合适，敷料表面没有渗血。针对您
　　　的情况，我马上汇报给医生。发生疼痛时还有一些注意
　　　事项需要您牢记：①您发生了手术伤口疼痛，在伤口愈
　　　合前，左手请不要用力活动，避免牵扯伤口引起疼痛；
　　　②伤口部位的纱布切勿沾湿、拉扯，需保持纱布干净、
　　　清洁，避免引起伤口感染；③倘若您看见纱布有渗血请
　　　及时告知护士，我们将会为您排查出血的原因以及时更
　　　换纱布；④如您伤口疼痛的位置影响入睡，出现内心烦
　　　闷、脸色苍白、出冷汗等，需及时告知护士。"

患者："好的，谢谢！"

护士："现在我还能为您做些什么吗？"

患者："没有。"

护士："好的，有需要帮忙请随时按铃告诉我。这是呼叫铃，我
　　　放在您的床头，方便您能拿到。"

情景示范十一：护士对肿瘤患者进行疼痛筛查

护士："×先生/女士，您好！我是护士，我叫××。请问您有
　　　什么不舒服？身体有哪里感觉疼、胀、麻，或者有说不
　　　出的难受感吗？"

患者："有，最近一直都特别疼，所以今天才来看医生。"

护士："您现在是哪里疼呢？头部、肩膀、胸部、腹部？请说一
　　　下您的疼痛部位，您也可以用手指一下疼痛的部位。"

患者："我最近感觉腰疼。"

护士："您疼的感觉是怎样的？比如说像针扎一样？还是感觉像

触电一样，又疼又麻？还是感觉像腿麻了一样？"

患者："针扎样疼痛。"

护士："我用0～10这几个数字来评估您的疼痛强度，0～10从小到大排列，0代表无疼痛，10代表特别疼，疼得无法忍受，数字越大代表越疼，我问您几个疼痛相关的问题，您用数字回答我就行。"

患者："好的。"

护士："过去24小时内疼痛最剧烈的程度是？"

患者："2。"

护士："您有没有感觉到突然间（比如说3～5分钟）疼痛加重（疼痛评分在7分及以上）？"

患者："有。"

护士："这种疼痛，在医学上的描述为'暴发痛'，您这种疼痛大概持续多长时间？"

患者："15～30分钟。"

护士："一天可能出现多少次？"

患者："3～4次。"

护士："出现暴发痛时，您有没有吃镇痛药？或者改变体位、冷敷、热敷？"

患者："吃了1粒吗啡片。"

护士："好的，您目前的疼痛症状我已经了解了，那您之前服用过镇痛药吗？常见的镇痛药有……"

患者："没有/有。"

（患者若回答"有"，护士记录药名。）

护士："医生现在给您开的是什么镇痛药呢？如果您不知道名称的话，可以拿出来给我看一下。"

患者："奥施康定。"

护士："奥施康定（盐酸羟考酮缓释片）每隔12小时服药，比如您可以在早上7点和晚上7点服药，如果您不记得剂量，您可以看药片的颜色，10毫克是白色，40毫克是黄色。这药吃的时候不能掰开、咀嚼或研磨服用，必须是整片吞服。"（在药盒上写清楚。）

患者："好的，我记住了，医生给我开的是一天吃2次，一次吃1片白色的（10毫克）。"

护士：（针对之前用过阿片类药物的患者）"您服用阿片类药物出现过不良反应吗？服用预防不良反应的药物没？"

（针对之前没有用过阿片类药物的患者）"因为您之前没有服用过阿片类药物，所以我提前跟您说一下，您刚开始服用的几天可能会出现恶心、呕吐的现象，但是一般1周左右就缓解了。也可能出现便秘，到时您可以通过饮食来调整或者服用预防便秘的药物，千万别因为不良反应把镇痛药擅自停了。如果您的不良反应特别严重，无法忍受，您可以来医院让医生给您调整一下药物。"

患者："我服药后就是有点便秘，医生给我开了预防便秘的药物了。"

护士："好的。您回家以后要规律用药，不要疼才吃药，不疼就不吃，也不要擅自调整药物剂量或者换药，之后我会在××日大约××段时间跟您电话回访。如果您有任何问题，到时也可以问我们。您现在还有什么不清楚的吗？"

患者："好的，没有了，谢谢你！"

护士："如果您有不明白的问题，或者出现难以忍受的疼痛，可以打电话咨询值班护士或到医院诊治。这本疼痛宣传手册送给您，里面有关于疼痛用药的知识，希望能帮助您。"

情景示范十二：护士对肿瘤患者进行疼痛随访

护士："您好，我是××医院××科疼痛随访护士，我叫××。

请问您是患者本人还是患者家属？"

患者："我是患者本人。"

护士："我记得您腰部有轻度针扎样疼痛，出院时（前两天看门诊）带有××药，在家里的这段时间这个部位的疼痛有没有好些？"

患者："不疼了，我觉得吃了药效果挺好的，现在不怎么疼了。"

护士："那我也给您做一下疼痛评估吧，顺便了解一下您的用药情况。"

（以下为患者疼痛的情况。）

患者："疼，还是感觉有点疼。"

护士："您现在的疼痛部位跟以前一样吗？还是轻度针扎样疼吗？是否有了新的变化？"

患者："不是，我觉得我现在的疼痛感觉像有个拳头打我似的，一下一下地疼。"

护士："您这是钝痛，之前教给您用0～10这几个数字来代表您的疼痛强度，您还记得吗？"

患者："不好意思，我忘记怎么用了。"

护士："没关系。我再教您一遍，0～10从小到大排列，0代表无痛，10代表特别疼，疼得无法忍受。您可以根据自己的疼痛来选择数字，数字越大代表越疼。"

患者："2。"

护士："那您出现过暴发痛吗？"

患者："什么是暴发痛来着，我忘了。"

护士："没关系。我再跟您解释一遍。您可以这样来判断一下：您有没有感觉到突然间（比如说3～5分钟）疼痛加重（疼痛评分在7分及以上）？这种疼痛大概持续15～30分钟？一天可能多次出现（比如3～4次）？您有以上情况吗？"

患者："还是有，一天3次。"

护士："您现在还用着治疗暴发痛的药物吗？感觉效果怎么样？"

患者："还可以吧，吃了就不怎么疼了。"

护士："您现在吃什么镇痛药呢？跟之前还是一样的吗？"

患者："跟之前一样，还是奥施康定。"

护士："您每天都在什么时候吃这个药啊？隔多长时间吃一次？"

患者："我就是疼了才吃，不疼不吃。"

护士："您这样吃药效果不好，奥施康定这个药是缓释剂型，一般镇痛效果可以维持12小时，所以您一定要按时服用，这样才能保证您的疼痛能够得到持续缓解，比如您可以定在早上7点和晚上7点服药。我建议您可以定闹钟，提醒自己按时服药。"

患者："我听说总吃这种药会上瘾的，而且我吃的剂量比别人还大，我怕上瘾，所以只在疼的时候吃。"

护士："这个您多虑了，关于您说的剂量问题，我跟您解释一下。阿片类药物是个体化给药，也就是说医生会根据您的疼痛情况来给您制定药物剂量，这个药是没有封顶剂量的，比您使用剂量大的患者有好多呢，所以您不用担心因为剂量大而上瘾。此外，有关癌症疼痛的诊疗规范专门提到在癌痛治疗时应用阿片类药物（如奥施康定）引起成瘾的现象极为罕见，只要您按照医生的处方使用，是不会出现成瘾性的。"

患者："哦，这样啊。那我知道了，我会按时吃药。"

护士："您现在服用的剂量跟之前有变化吗？一次吃几片？剂量是多少？"（若患者不知道具体的剂量，可根据药片的颜色来提醒患者。以奥施康定为例，5毫克为淡蓝色，10毫克为白色，20毫克为淡红色，40毫克为黄色。）

患者："我现在恶心、呕吐得厉害，我就把剂量减少了。"

护士："您因为是初次服用这种药物，出现恶心、呕吐等不良反应是正常的，一般1周左右这种症状就可以缓解。您可以服用一些止吐药物来预防，但不能把剂量减少或者停药。建议您来医院复诊，让医生给您开一些止吐药。"

患者："好，我知道了。那如果说我的疼痛比以前好点了，是不是也可以把镇痛药量减少点？"

护士："按理说癌症疼痛在控制病因及疼痛消失后，可以减少阿片类药物的剂量，但是需要逐步减少剂量，突然停药会比较危险，建议您不要自己减量或停药，最好来医院就诊，咨询医生。"

患者："哦，是这样啊，知道了。"

护士："那您觉得吃这个镇痛药效果怎么样？"

患者："感觉好点了，但还是疼。"

护士："您目前这种情况，是剂量不足导致的，建议您尽快来院复诊，让医生给您调整剂量。"

……

护士："您最近吃饭怎么样？有没有出现恶心、呕吐？最近有没有做化疗？"（排除化疗导致的恶心、呕吐。）

患者："有，都恶心好几天了，还不想吃东西。"

护士："您是什么时间出现的呢？持续几天了？有没有服用止吐药？一般刚开始服用可能会出现恶心、呕吐等不良反应，但一般1周左右就缓解了。您平时要注意饮食，最好饮食清淡一点，避免油腻、不易消化的食物。或者您可以来医院让医生给您开点止吐药，预防恶心、呕吐。"

患者："哦，那过两天我再看看，不行就去医院开点药。"

护士："您每天大便正常吗？"

患者："正常，我吃了预防便秘的药物，所以大便很正常。"

护士："您的疼痛和不良反应都控制得挺好的，请继续保持，按时吃药，有什么问题咱们下次再沟通。"

（以下为患者如果回答便秘的情况。）

护士："您每天大便正常吗？"

患者："不正常，便秘。"

护士："您这种情况持续多久了？有没有服用通便的药物？便秘是服用阿片类药物过程中出现的不良反应，持续时间可能会比较久。建议您多吃蔬菜，增加粗纤维食物，也可以吃点香蕉、喝点蜂蜜水等。或者您可以来医院让医生给您开点通便药。"

患者："嗯，知道了。"

护士："好的，您的疼痛有所缓解了，继续按医生的处方吃药吧。如果恶心、呕吐、便秘等情况还是比较严重的话，您就来医院挂个号让医生给您开点药。您还有别的问题吗？您对我们的回访还满意吗？"

患者："没什么问题了，对回访挺满意的。谢谢！"

护士："好的，那之后我们还会给您电话回访的，有问题我们到时再沟通，再见！"

患者："好的，谢谢，再见！"

（陈瀚熙 杨 轶 陈丽芳 黄敏清）

第二节 重症监护病房护士行为规范

一、基本行为规范要求

1. 语言亲切有礼，具备良好的职业素养。

2. 工作态度严谨认真，坚守岗位职责，掌握各种重症护理、急救护理技术及各种急救仪器设备的使用，随时做好抢救的准备。

3．有效进行医护沟通，严密观察患者的病情变化，积极、主动、有效地进行抢救配合。

4．对待不同患者，如清醒、昏迷、烦躁或因其他疾病原因导致的意识障碍等患者，都应用轻柔、关心、体贴、有爱的语言来进行沟通，缓解患者对重症监护病房的恐惧与紧张心理，减轻精神痛苦，稳定情绪。

5．在诊疗、护理、抢救等操作期间应态度严肃、认真，不应有与周围同事说笑打闹、开玩笑等不专业的行为。

6．注意与患者家属的沟通，特别是在抢救、病情变化等情况下应及时沟通，关心、安慰患者家属。

二、常见护理场景行为规范要求

（一）与患者沟通

1．入室接待

（1）语言示范："×先生/女士，您好！我是您的主管护士××，由于您的病情需要进一步治疗和观察，现在安排您在××重症监护病房进行治疗和监护，请您放松心情，不要紧张，这里24小时都会有医护人员在您身边照顾您。因为医院感染控制的要求，家属不能进来陪伴您，我们会好好照顾您的。如您有任何不适，或者需要协助，可以随时按呼叫铃告知我们，我们会尽快来到您身边处理的！"

（2）动作要求：接诊护士面带微笑，语气温和、亲切地进行入室介绍及自我介绍，轻触患者双手，减轻患者的恐惧。

2．环境介绍

（1）语言示范

1）"×先生/女士，您好！这里是××重症监护病房，由于您的病情观察需要，我们会给您监测生命体征，请不要随便拆除,感谢您的配合!"

2)"×先生/女士,您好!由于您的病情治疗需要,医生给您留置了××管道(如气管插管、动静脉管道、血透管、主动脉内球囊反搏等重症患者治疗所需管道),这些管道都是维持生命的重要管道,请勿自行拔除或调整管道位置。如果感到不适,可以告知医护人员,我们会及时帮您处理,以保障您的生命安全,感谢您的配合!"

(2)动作要求

1)面带微笑,耐心向患者解释相关操作,用轻柔的动作为患者连接心电监护及其他监护设备。

2)对于不能进行语言表达的患者,可用图文或文字形式进行解释及安慰,鼓励患者树立信心,配合治疗。

3.交接班

(1)语言示范:"×先生/女士,您好!上一班的护士要下班了,我是您今天××点到××点的管床护士××,现在我们进行交接班,我需要检查一下您的皮肤和管道,感谢您的配合,如有不适请告知我们!"

(2)动作要求

1)面带微笑,语气、动作轻柔,向患者做好解释,交接检查患者的私密部位时要注意尊重患者隐私,适当遮挡。

2)交接班需要尊重患者的病情隐私及个人资料,切忌大声宣读。

4.治疗检查

(1)语言示范

1)"×先生/女士,您好!根据医生开的医嘱,现在需要为您进行××治疗/检查,这个治疗/检查主要是为了……大概需要××分钟。在此过程中如果觉得有任何不适可以马上告诉我,感谢您的配合!"

2）"×先生/女士，您好！如果您对这个治疗/检查有什么不明白的地方，可以随时问我。"

3）"×先生/女士，您好！这个仪器治疗使用过程需要您的配合，千万不要随意调节仪器的按钮、按键，这样会影响治疗效果。如果您感到不舒服请随时告知我，让我们处理就好了，感谢您的配合！"

（2）动作要求

1）为患者进行治疗/检查前应有计划性地做好评估，耐心地向患者解释操作的必要性，以取得患者的配合。注意缓解患者的不安及恐惧情绪。

2）检查治疗时动作要轻柔，连接相关治疗仪器时应先知会患者，边操作边解释相关的作用，以取得患者的配合。

3）向患者进行仪器的相关介绍，提示相关按键、按钮自行操作的风险，做好安全宣教。

4）昏迷/镇静的患者也需要与家属做好沟通，给予适当的解释。

5. 病情变化或抢救

（1）语言示范

1）"×先生/女士，您好！请问您是感到哪里不舒服吗？别担心，我马上通知医生过来帮您！"

2）"×先生/女士，您好！您别着急，我会在您身边帮助您的，医生马上就会过来！"

3）"×先生/女士，您好！坚持一下，已经在帮您治疗和用药了，请放松，情况已经有所好转了，要加油！"

4）"×先生/女士，您好！现在需要给您进行××操作。我们会配合医生给您进行镇静麻醉，减轻您的痛苦。请您放心，我们会帮助您的！"

5）"×先生/女士，您好！现在病情已经稳定下来了，您身上留置了××管道，您不用惊慌，我们已经帮您固定好，并且会定时过来查看管道的情况，请您配合治疗。如需帮助，请按呼叫铃，我们会过来看您！"

6）"×先生/女士，您好！由于病情原因，您身上的管道需要稳妥固定，以保证治疗顺利进行，可能需要稍微固定您的××肢体，我们会定时过来给您检查和更换固定的部位。如您感觉到不适可以告诉我们，感谢您的配合！"

（2）动作要求

1）安抚、安慰患者，及时判断病情变化。

2）抢救时语调、语速要清楚、流畅，保证有效的医护沟通。

3）熟练掌握重症监护病房各项急救技能，抢救时有条不紊。

4）配合医生进行抢救，及时执行抢救医嘱，详细做好抢救记录。

5）严肃对待抢救过程，密切关注患者的情绪，切忌大声喧哗、说笑打闹。

6）不同抢救情景下均应做好患者的安慰工作，语言温和，态度诚恳，以缓解患者因病情变化导致的紧张不安和恐惧。

7）在进行有创的抢救措施前（如气管插管、动静脉管道穿刺等），应向患者做好充分的解释工作。

8）抢救后应做好安全防护及患者的安全意识宣教，以防出现非计划性拔管、烦躁坠床等情况。

9）如患者不能进行语言沟通，可使用图画、字条、写字板等简单、有效的沟通方式。

10）患者如需约束，需向患者及其家属做好解释，并签署护理安全知情同意书。

6. 外出检查

（1）语言示范："×先生/女士，您好！为了更好地了解您的病情，您现在需要外出进行××检查，我们已通知您的家属来院陪同，您放心，我们也会全程陪同的。"

（2）动作要求

1）耐心向患者解释外出检查的必要性。

2）外出检查前做好病情评估。

3）转运过程中要密切观察患者的生命体征及病情变化，随时询问患者情况，并做出相应的处理。

7. 术前准备

（1）语言示范："×先生/女士，您好！您的手术计划安排在明天××点，所以××点以后您不能再吃东西，××点以后不能喝水，我现在帮您做术前准备和讲解注意事项。心脏手术是全麻手术，术前医生会帮您打镇痛和麻醉针，手术过程您是睡着的状态，所以不会感觉疼痛，睡醒就在重症监护病房了。麻醉醒后嘴里会插一条气管插管，是帮助您呼吸的，可能会有些不舒服，暂时也不能讲话和喝水，您需要稍微忍耐一下，可以尝试顺着管道用嘴呼吸，不要对抗呼吸机，尽量少吞咽口水，更不能自行拔管，等您呼吸功能恢复之后我们会帮助您拔管。另外，伤口处会放置引流管，留置尿管、深静脉管、动脉测压管等。为了安全起见，会暂时约束您的双手。为了防止发生压疮和肺炎，护士会帮您翻身拍背，这些都需要您的配合。"

（2）动作要求

1）面带微笑，态度认真地向患者进行术前解释工作。

2）进行备皮操作时要向患者做好解释，隐私部位要注意遮挡和保暖。

8. 术后清醒

（1）语言示范："×先生/女士，您好！我是您的责任护士××，现在是××日××点，手术已经做完了，过程顺利！您现在正在××重症监护病房，您的情况我们已经告知家属了，请您放心！您现在手脚可以稍微活动一下，但要注意不要扯到管道，嘴巴里这条管道是帮助您呼吸的，您可以顺着管道尝试锻炼自己呼吸，尽量不要吞咽口水，不能自己拔管。您现在还不能讲话和喝水，如果有特别不舒服或疼痛，可以在写字板上写下关键字给我，我们会帮您解决。"

（2）动作要求

1）检查各管路的固定情况，倾倒呼吸机冷凝水，检查患者的约束情况，摇高床头30°～40°。

2）有特殊需求者，可松开约束，递笔，帮助其托写字板。

9. 拔气管插管

（1）语言示范

1）"×先生/女士，您好！我现在准备帮您拔管，需要先帮您吸净痰液和口水，可能有点不舒服，需要您忍耐一下。"

2）"×先生/女士，您好！气管插管已经帮您拔除，要靠您自己用鼻子呼吸了，有痰的话要尽量咳出，现在您可以告诉我您的名字吗？××，好的，您现在可以讲话了，有什么需要或不舒服可以及时告诉我们，2小时后可以尝试喝水和吃东西。这是呼叫铃，有需要可以随时叫我们。"

（2）动作要求

1）协助吸痰，动作轻柔。

2）协助拔管，嘱患者张口发"啊"，迅速拔除管道。

3）拔管后密切观察患者的生命体征，耐心向患者进行宣教，及时递上纸巾为患者擦拭痰液。

10. 术后初次饮水/进食

（1）语言示范

1）"×先生/女士，您好！现在尝试喝水，第一口要小口喝。"

2）"×先生/女士，您好！您喝水很顺利，现在可以尝试喝粥了。"

（2）动作要求

1）摇高床头＞45°至舒适体位。

2）协助患者饮水。

3）协助患者进食。

4）维持抬高体位1小时以上。

11.　协助患者翻身

（1）语言示范："×先生/女士，您好！您现在的体位已经有一段时间了，时间太久会影响血液循环，皮肤受压后容易破损，请让我为您更换一下体位，喷点护肤油保护一下好吗？"（翻身后）"×先生/女士，您好！请问这样的体位您觉得舒服吗？需要为您再调整吗？"

（2）动作要求

1）翻身前应向患者做好解释，以取得患者的配合。

2）按操作规范协助患者翻身，动作轻柔，合理放置体位。

3）注意观察皮肤受压情况，发现异常及时处理，并向患者做好解释沟通，态度认真。

4）尊重患者的隐私，翻身时注意遮挡。

5）重视患者的主诉，保持患者的舒适感。

12.　与家属视频探视

（1）语言示范

1）"×先生/女士，您好！现在是家属探视时间，您的××来探望您了，他/她会通过上面的摄像头看到您的情况，请您放松心情，如有需要，我们会帮助您，您可以开始聊天了。"

2）（无法言语或使用呼吸机的患者）"×先生/女士，您好！现在是家属探视时间，您的××过来探望您了，因为您现在还不能讲话/您正在上着呼吸机，我会把电话话筒放到您耳边，您只要听您的家人讲话，明白的话就点头，或者动动您的手示意就行。您的家属可以通过上面的摄像头看到您的情况。我们慢慢来，不着急。"

3）（家属探视时患者情绪激动）"×先生/女士，您好！请您放松！您现在病情已经有所好转，很快就可以好起来的，等病情稳定就可以转普通病房，家人就可以随时陪伴您了，您要加油哦！"

4）"×先生/女士，您好！情绪稳定对病情的康复也是有帮助的。您要放松心情，安心配合治疗，您看家属一直都在为您加油打气呢！"

（2）动作要求

1）家属探视前，护士应为患者整理好仪容、床单位及各种管道仪器。

2）护士态度和蔼，可与患者进行适当的身体接触，如轻拍患者肩膀、轻抚患者头发、握手等，可缓解患者激动的情绪。

3）注意患者情绪，及时安慰，密切观察其生命体征，以防因情绪激动而引起病情变化。

4）如因病情患者无法说话，肢体活动不便，需协助患者拿电话，并适当安慰患者。

5）探视时间即将结束时应提前告知患者及其家属。

13. 转普通病房

（1）语言示范

1）"×先生/女士，您好！您的病情现在稳定了，今天大概××点给您安排转普通病房继续治疗。我们已经通知了您的家属，感谢这段时间您配合我们的治疗和工作。转去普通病房后要继续加油，配合治疗，祝您早日康复出院！"

2）"×先生/女士，您好！现在已经转到普通病房了，这里也会有专门的医护人员照看您，您好好在这里休息，我会给他们做好交班的，请您放心！"

（2）动作要求

1）熟悉转科流程，提前告知患者，并做好解释工作。

2）向病房护士进行交接，交班时要尊重患者隐私。

（二）与家属沟通

1. 入室宣教

（1）语言示范

1）"您好！请问您是××家属吗？由于您的家人病情比较危重，要转入我们重症监护病房进行紧急救治。"

2）"您好！请问您是××家属吗？重症监护病房属于特殊病房，为了保证患者不受外界干扰，有安静、洁净的诊疗环境，最大限度地防止交叉感染，科室规定不允许留陪人，请您谅解！请留下您的联系电话，如有需要，我们会随时与您联系。为了不影响患者的治疗，这里不允许家属进入床边进行探视。请您每天在规定的时间到达家属接待室，每次家属接待时间一般不超过10分钟。医生有时会因处理患者等原因推迟、中断甚至取消接待，希望您能理解。您如对治疗有特别的要求，请及时与医务人员进行沟通。谢谢您的配合！"

3）"您好！请问您是××家属吗？××家属，您的家人因病情危重，需要及时采取包括持续监护及用药在内的多种治疗措施，主管医生会为您详细解释，麻烦您留步稍等医生，由医生向您讲解病情、签署知情同意书及告知费用等问题。"

4）"××家属，您好！您的家人已进入重症监护病房，请您将您家人随身携带的贵重物品（如手表、手机、现金等）带走，以免遗失。"

5）"您好！请问您是××家属吗？为了方便您家人在重症监护病房内的日常生活，请您根据患者病情需要准备一些生活用品，如脸盆、一次性洁净布、水杯、免洗沐浴露、面巾纸、纸尿片等。我们会为患者做好相关的生活护理。如果有不明白的地方，可以联系我们，感谢您的配合！"

6）"您好！请问您是××家属吗？因病情危急，无法正常为患者更换衣服，可能需要用剪刀把衣物剪开，可以吗？"

（2）动作要求

1）理解患者家属的心情，态度诚恳地与患者家属进行沟通。

2）抢救时应合理安排和指引家属到家属接待室等候。

3）入室介绍时应热情地带家属到接待室，展示与患者沟通的画面，让家属有直观的认识，加强有效的沟通。

4）向家属介绍准备生活用品时可结合图文形式，方便家属购置。

5）因抢救需要需取下患者的贵重物品时，需两人一起向家属进行交接，并做好登记。

6）如因紧急抢救需要，为患者更换衣物时可能有损坏，需家属知情同意。

2. 视频探视

（1）语言示范："您好！请问您是××家属吗？您现在可以跟您的家人进行视频通话。因为您家人正在使用呼吸机治疗，不能讲话，我帮您接通电话，方便您与家人沟通，责任护士也会协助您的家人接听您的电话。"

（2）动作要求：家属探视时，在探视室接待家属，安排主管医生与患者家属沟通，耐心向家属讲述患者现在的病情情况，态度严肃认真。

3. 订餐

（1）语言示范："您好！请问您是××家属吗？您的家人现已入住重症监护病房，医生会根据患者病情，开对应的膳食医嘱来配合治疗。您可以移步收费处缴纳膳食费窗口，为家属办理'饭卡'，给卡上充值膳食费，每天膳食营养科派专人到床边，结合膳食医嘱为患者订餐。如需自行送餐，可在规定时间送至科室门口，按门铃呼叫，我们会出来接收，谢谢！"

（2）动作要求：熟悉办理饭卡的流程，向家属展示相关办理流程小册子或流程指引，详细告知家属医院的订餐规定。

4. 手术通知

（1）语言示范："您好！请问您是××家属吗？由于您的家人要接受××手术，麻烦您现在来重症监护病房门口等待，我们陪同您的家人一起到手术室，谢谢您！"

（2）动作要求：态度认真地向家属做好手术相关的宣教，取得家属的配合。

5. 患者抢救

（1）语言示范

1）"您好！请问您是××家属吗？由于您的家人病情变化，现正在紧急抢救中，麻烦您尽快赶到重症监护病房，谢谢！"

2）"您好！请问您是××家属吗？由于患者病情危重，我们正在尽力抢救，只要有一分希望，我们都会尽力抢救的，请您在重症监护病房门口耐心等待。"

3）"您好！请问您是××家属吗？抢救仍在进行中，请您耐心等待，病情稳定后医生会出来给您讲述患者的具体情况，请您配合！"

（2）动作要求

1）与家属沟通时需镇静，表情严肃。

2）指引家属至等候区等候，并适当做出安慰，但不得擅自主观地讲述患者的病情及抢救情况。

6. 外出检查

（1）语言示范："您好，请问您是××家属吗？由于您的家人现在需要外出行××检查，请您陪同患者一起，麻烦您大概××点到监护室门口等待，感谢您的配合！"

（2）动作要求

1）提前告知家属外出检查的时间，并做好解释。

2）外出检查过程中应及时向家属解释相关操作的原因和必

要性，以取得配合。

7. 转普通病房

（1）语言示范："您好，我是×先生/女士的管床护士，现在×先生/女士病情稳定，医生计划××天转普通病房××科室继续治疗，我们准备××点进行转科，麻烦您到时来重症监护病房门口陪同患者进行转科。感谢您这段时间配合我们的各项工作！"

（2）动作要求

1）提前告知患者家属转科的相关安排。

2）告知陪护家属照顾患者的相关事项。

8. 咨询病情

（1）语言示范："××家属，您好！请您稍等待，我通知主管医生出来给您做详细的解答！"

（2）动作要求：用耐心的语气与家属沟通，指引家属到相关等候区等候医生，缓解家属着急、焦虑的情绪。若医生正在抢救患者而无法及时解答病情时，要做好解释、安抚工作。

9. 出院

（1）语言示范："您好，请问是××家属吗？医生已告知您××先生/女士可以出院了是吗？这是出院通知单，您现在可以带上押金单到出院处办理出院手续，如果有什么不明白的地方可以随时问我们！谢谢！"

（2）动作要求：面带微笑，态度诚恳地与家属交谈，按照出院流程为家属详细讲解办理出院的程序，及时解答相关的疑问。

情景示范

情景示范一：入室

护士："您好！您的手术已经结束，手术做得非常成功。这里是重症监护病房，您需要在这里观察和治疗一个晚上。我是您的责任护士××，请您放心，我负责护理您，有什么需要，请您跟我讲，谢谢您的配合！"

患者："我的家人在哪里？"

护士："您好！监护室是层流病房，为了预防感染，使您更好地康复，这里不允许留陪人，您的一切治疗及生活护理都由我们完成。您的家人正在外面等候，他们知道您的病情。您现在要留在重症监护病房观察和治疗，等病情平稳，才可以回原病区。"

患者："我想见我家人怎么办？"

护士："我们每天有固定的时间接待您的家人，主管医生负责向他们详细介绍您的病情。您家人可以通过摄像系统看到您的情况，并通过室内电话与您通话。"

患者："我感觉手的活动不自如。"

护士："您刚做完手术，之前您还没有完全清醒，比较躁动，为了保证您的安全，我们给您轻轻约束，现在可以松解开了。您的手术部位及身体上有几条管道（如伤口引流管、吸氧管、输液管等）和监护导线，请您活动的时候注意一下，不要太用力，以免伤口疼痛和管道脱落。感谢您的配合！"

情景示范二：为一名因急性心肌梗死于急诊行经皮冠脉介入术后入室的患者进行护理

护士："×先生/女士，您好！请问您的姓名是×××吗？"

患者："是的，这是哪里？我的家属呢？"

护士："×先生/女士，我是您的主管护士××，您现在入住的是心脏急危重症监护病房。因为您患了急性心肌梗死，刚刚医生已经为您开通了病变血管，您的右手桡动脉（或股动脉）是介入手术的穿刺口，现在用加压止血器为您止血，止血过程如果感觉不适可以按铃告知我们，我们会帮您处理。您千万不能自行拆除止血器，这样会引起伤口出血，可能会延长住院时间，请您配合。这里24小时都会有医护人员在您身边照顾您，请您放心。因为科室感染控制的需要，家属不能进来陪伴您，我们会好好照顾您的，如您有任何不适，或者需要协助，可以随时按呼叫铃告知我们，我们会尽快来到您身边处理的！"

患者："好的，谢谢！"

情景示范三：为一名心力衰竭急性发作的患者进行抢救

患者："护士，我现在很难受，胸闷、喘不过气，快来帮帮我！"

护士："×女士/先生，请您别担心，我先帮您测量生命体征，通知医生过来给您查看病情。"

患者："好的。"

护士："×女士/先生，由于病情变化，现在需要您配合我们的治疗。现在为您摇高床头，吸上氧气以缓解您的不适。医生正根据您的病情为您采用合适的治疗方案，请您放心，配合治疗！"

患者："护士，我现在还是觉得心跳很快、气促、不适。"

护士："×女士/先生，根据您的症状，现在医生为您开了利尿药，我们准备为您注射。注射后如果需要小便请随时按呼叫铃告知我们，我们会尽快过来协助您！"

情景示范四：为一名急性左心衰竭患者
使用无创呼吸机进行护理

患者："护士，我喘不过气，请过来帮帮我！"

护士："您好！×女士/先生，由于病情变化，现在需要您配合我们治疗。因为您的心脏衰竭，影响您的呼吸和心率，现在医生需要给您使用无创呼吸机来缓解您的症状。您可以通过鼻吸气，用口呼气，适应呼吸机的频率。在使用过程中，请您不要自行拆除面罩。如有不适，可随时按呼叫铃告知我们，我们会尽快帮您处理的！"

情景示范五：为一名心脏介入术后使用主动脉内球囊反搏的患者进行护理

患者："护士，为什么手术后腿上多了根管子啊？我能否坐起来活动一下？"

护士："×女士/先生，由于病情需要，医生为您安装了主动脉内球囊反搏，为您的心脏减轻做功。管道安装在您（左/右）大腿股动脉的位置，为了管道的安全，安装后您大腿尽量不要弯曲，不要自行抓挠管道，以免管道脱出，造成出血。如果需要改变体位或您感到任何不适，可以随时按铃呼叫我们，我们会马上过来帮助您。"

患者："那我可以坐起来吃饭和大小便吗？"

护士："×女士/先生，为了主动脉内球囊反搏能正常工作，床头摇高不要超过30°，如果您需要我们帮助，我们会马上过来，请您不用担心。"

患者："好的，谢谢！"

情景示范六：为一名因缓慢性心律失常安装临时起搏器的患者进行护理

患者："护士，请问这个连在我身上的仪器是什么？如果不舒服我能自己调整一下吗？你能教我吗？"

护士："×女士/先生，您好，由于您的病情需要，医生为您安装了临时起搏装置，临时起搏导管留置在您的（左/右）颈部（或锁骨下/大腿股静脉），它连接着临时起搏器，可以帮助您的心律恢复正常。由于临时起搏器导管较长，如果固定让您感到不适或活动不便，请您告知医护人员，我们会马上帮您重新固定，以保障临时起搏器正常运作。在使用过程中，临时起搏器将悬挂在您的床头。为了保证临时起搏器正常运作，请您勿自行调节临时起搏器上的参数。如果感到胸闷、头晕、黑矇等不适，请马上告知医护人员，我们会立即为您处理，谢谢您的配合！"

患者："好的，我知道了，谢谢！"

（陈瀚熙　林丽霞）

第三节　手术室护士行为规范

一、基本行为规范要求

手术室护士应举止文雅、动作轻柔、言语亲切、沉着冷静。

（一）着装规范

着装应符合手术室要求，严格执行各项无菌操作。由专用通道进入手术室，在指定区域内更换消毒的手术服装及拖鞋，帽子应当完全遮盖头发，口罩应遮盖口、鼻、面部。手术服装保持清洁、干燥，一旦污染应及时更换。刷手服上衣应塞入裤子内。内穿衣服不能外露于洁净服或参观衣外，如衣领、衣袖、裤腿等。不应佩戴不能被洁净服遮盖的首饰（如戒指、手表、手镯、耳环、珠状项链等），不应化妆、美甲。工作人员出手术室时（如送患者回病房等），应穿外出衣和外出鞋。

（二）医-护-患沟通

医-护-患之间要相互尊重，使用礼貌用语，多说"谢谢""请""麻烦您""对不起"等尊重对方的语言，有效、礼貌地沟通，减少冲突。

1. 手术室护士与患者沟通

（1）与在等候区等待手术的患者沟通：当班护士应每隔15分钟巡视患者1次，多与患者进行沟通，交谈轻松的话题，缓解其紧张的情绪，还应善于观察患者的非语言行为，从而了解患者真实的想法和感受。及时回答患者提出的问题，不可以回答或者不能回答时应向其提供指引和帮助。必要时给予患者鼓励性的话语和恰当的肢体接触，增强患者配合手术的信心。对于需要在转运床上小便的患者，要注意保护其隐私。

在等候区为患者提供宣教、科普、轻音乐等视频内容。允许婴幼儿、残障人士、特殊语言患者的家属进入等候区进行陪伴，一起观看手术相关的科普视频，让患者及其家属了解手术的原理、疾病相关知识、术后康复治疗等内容，以减少患者、患儿及家属的焦虑情绪。

（2）评估手术患者：应先微笑着向患者问候"您好"，然后进行自我介绍。进行自我介绍时，态度要自然、友善、亲切、随和，使患者对自己产生好感，以获得患者的信任。根据患者年龄、性别、职业、职称、职务等患者认可的方式称呼，并用通俗易懂的语言核对患者身份及手术信息，询问手术相关的注意事项、过敏史、皮肤状况等。针对讲特殊方言的患者，需及时请他人协助。如遇到语言障碍的患者，应通过绘画、视频播放等手段进行评估，并与家属进行充分的沟通，以确保评估内容的准确性。

（3）为患者实施各项操作：动作要轻柔，严肃认真，态度热情，评估仔细，严格执行查对制度，耐心解释操作目的、可能的不适、配合的注意事项等。操作完成后及时宣教。

（4）术中与患者沟通：态度严肃认真，举止沉着冷静。不谈笑嬉戏，不讲与手术无关的事情，不谈论患者隐私。严格执行各项手术查对制度，按手术需要安置体位，并注意保暖，尽量减少患者身体暴露，保护患者隐私。应语气谦和，内容简练、通俗易懂，语速适中，发音准确。避免使用容易引起患者误会和紧张的话语，如："糟了，搞错了！""大出血了！""少了一件器械！"等。沟通时应注视患者的眼睛。对患者进行提问后，不要随意打断患者对疾病、症状的陈述，以表示尊重。术中应陪伴在患者身边，密切关注患者的生命体征。对于清醒患者，应随时询问其有无不适。

（5）术后与患者沟通：及时为患者擦净身上的血迹及污物，穿好衣裤，注意保暖，保护隐私。清醒患者需交代术后注意事项，安全转运至接收科室，认真做好各项交接工作。

2. 手术室护士与患儿沟通　与婴幼儿、小儿进行沟通时，要细心、耐心、和蔼。对患儿进行肢体接触时，可以通过抚摸、拉手等动作表示友好，也可以通过观看动画片、视频等方式分散患儿的注意力，消除患儿的恐惧心理，获取患儿的信任。

3. 手术室护士与家属沟通　家属在手术室门口等待时，手术室人员应热情接待，语气温和，亲切交谈，并询问其等待原因和需求。如需家属签署麻醉知情同意书或手术知情同意书时，应及时通知相应的手术间人员，避免让家属等待太长时间。无其他特殊情况的家属，应请他/她耐心回病房等待，并说明患者入手术室、入手术间、手术开始、手术结束时都会以信息的方式发送至家属手机，请家属放心。

4. 手术室护士与医生沟通　需全面评估患者的病情及手术情况，熟悉手术医生的个人喜好，如手套的型号、特殊的缝线、手术器械等。与手术医生、麻醉医生进行规范的三方安全核查，确保手术部位的准确性，确认手术体位方式，确保手术器械和手术设备的完好性、功能性及其他特殊需求，提前与手术医生沟通，备齐所需手术用物。与手术医生、麻醉医生沟通时，注意语气谦和，讲究沟通技巧。当有疑问或与医生意见不一致时，应妥善沟通和解决，一切将患者利益放在第一位。手术过程中，应密切关注手术进展，保持有效沟通。熟练配合各项手术操作，与手术医生之间配合默契，传递器械稳、准、快，使患者有安全感，确保手术高效、顺利地进行。制定标准化的手术配合流程、工作指引，定期开展手术亚专科的培训，提高手术室护士的专科业务能力，提升手术室护士的沟通能力。

（三）护-护沟通

护-护之间身为同事，应相互尊重，团结友爱，以诚相待，拥有宽广的胸襟，具备集体荣誉感，切忌拉小团体，说不利于团结的言语。工作中，年轻护士具有朝气和活力，比较容易接受新鲜事物，而高年资护士具备丰富的临床经验，两者之间应形成融洽的关系，取长补短，互帮互助，以达到患者利益最大化。手术室护士与病房护士沟通时，应注意态度谦和，微笑相迎，主动进行交接班。

（四）手术室护士与辅助部门人员沟通

1. 与后勤人员沟通　对后勤人员的称呼应使用尊称，能记住后勤人员的名字，避免使用统称"阿姨""阿叔"等称谓，不能因为后勤人员的工种是非医学专业而轻视他们。当手术间需要清洁时，拨通护士站电话，应描述清楚手术间和接送器械的需求。需要电话通知下一台手术时，应描述清楚房间号及场次，并听到对方复述无误后才能挂断电话。

2. 与其他辅助部门人员沟通　手术室属于平台科室，常与病理科、检验科、影像科等辅助部门的人员进行电话沟通。在与上述部门进行电话沟通时，应遵循电话沟通的基本礼仪规范。手术室护士致电病理科时，应先问"您好"，清楚说明手术间号、手术患者姓名、住院号，再说清致电的目的，以方便病理科人员进行查询。病理科人员致电手术室时，接电话的护士应清楚对方的致电目的，确认是否需要转告手术医生或直接让相关手术医生接听电话，避免传达错误的信息。

（五）手术室护士站工作人员的言行

应做到"四轻"，即开门轻、走路轻、说话轻、操作轻。保持环境安静，不大声喧哗。遇事沉着冷静，不要在患者面前表现出惊讶、慌乱，不要讲容易引起患者误会或紧张的话语，如："抢救！""××手术患者不行了！"等。

护士站工作人员遇到电话铃响起时，应在铃声响3声或10秒内接听电话。接电话时应主动问好并自报"家门"。接听电话人员应使用左手接听电话，方便右手记录重要信息。实行首问负责制，对于调手术、停手术、急诊手术、接台手术等情况，必须落实事情是否执行到位，是否通知到相关负责人。挂电话时，应礼貌道别，待对方挂电话之后，接听者才能挂电话。

需要拨打电话时，应先整理好思路，明确打电话的目的，再拨通电话。接通电话后，应先主动问好，清晰地说明自己的科室、姓名，用温和的态度描述自己的来电目的。通话结束后，应礼貌地说"麻烦您了""打扰您了""再见"等礼貌用语。

（六）遇到抢救时的言行

当手术间内的患者出现突发状况需要广播抢救时，应避免使用"×房抢救""×房患者不行了"等字眼，以免引起等候区患者心理上的焦虑和紧张，可改为"×房需要帮助，请相关人员过来帮忙"。

二、常见护理场景行为规范要求

（一）术前交接与评估

1. 语言示范

（1）"您好！我是手术室护士××，请问您叫什么名字？"

（2）"×先生/女士，您好！我是负责您手术的巡回护士，我叫××。手术中我会一直陪伴在您的身边，如果有什么不舒服请您随时告诉我，我会尽量为您解决。"

（3）"×先生/女士，您好！由于您现在插着胃管，回答问题不太方便，您可以用点头或者摇头的方式来回应我的问题，可以吗？"

（4）"×先生/女士，您好！您昨晚休息得好吗？现在感觉怎么样？冷不冷？请问您从什么时候开始没吃东西、没喝水？您知道自己做哪个部位的手术吗？医生在您手术部位做好标记了吗？请问您以前做过手术吗？请问您有高血压、心脏病、糖尿病吗？您身上的皮肤有没有破损？请问您平时能正常活动吗？关节有没有什么问题？现在我为您检查一下皮肤情况，谢谢您的配合！"

（5）"×先生/女士，您好！请问您有没有松动的牙齿或者假牙？您身上是否携带贵重物品？有没有佩戴金属物品？比如耳环、戒指、项链等。您有没有文身？"

（6）"×女士，您好！请问您现在有来月经吗？"

（7）"×先生/女士，您好！请问您有没有插尿管，手上有没有输液针？身上是否还有其他的管道？"

2. 动作要求

（1）对青少年或成年患者进行术前交接与评估时，护士应站在患者右侧，微笑迎接患者。轻轻抬高患者床头，主动为患者盖好棉被。对婴幼儿或小儿患者进行交接与评估时，可先与患儿家长进行沟通，必要时使用玩具、视频作为引导，缓解紧张情绪。尽量蹲下，与患儿的视线在同一水平线上，缩短交谈距离，以消除其陌生感和恐惧感。

（2）护士手持病历与患者一起认真查对姓名、住院号、手术名称、手术部位等信息，并查对病房带来的物品。检查手术知情同意书上的信息是否与患者信息一致，是否有患者及其家属的签名。

（3）轻轻揭开患者的衣服，检查术野及其他部位的皮肤情况，全程注意保护患者隐私。

（4）对于小儿患者，可采取抚摸头部、拥抱等身体接触的形式，以增加其安全感，减轻紧张的情绪。

（二）接待患者家属

1. 语言示范　"××家属，您好！您的家人现在准备进入手术间做手术了，请您不要太担心，我们全程都在他/她身边，您现在可以回病房等待了。患者进入手术室、入手术间、手术开始和手术结束都会以短信的方式发送到您的手机上。如果有什么特殊情况，我们会马上联系您的。"

2. 动作要求

（1）面带微笑、语言亲切、态度热情地对待患者家属。

（2）手心朝左上，四指并拢，拇指稍张开，手臂略向外伸并指向电梯，指引患者家属乘坐电梯回病房等待。

（3）如遇特殊情况，家属需要在手术室等候，应主动提供座椅，让患者家属坐下等待。

（4）遇到情绪激动的家属，应先主动安抚其情绪，应有同理心，加强关注，必要时通知保卫部门。

（三）转运患者至手术间过程中

1. 语言示范

（1）"×先生/女士，您好！我现在送您去手术间，有什么不舒服可以随时告诉我。进到手术间后，我们需要在您的手上先输液，然后麻醉药就从输液管这里推进去，一会儿您就睡着了，整个手术过程您是感觉不到疼痛的。等您醒来的时候，手术就已经做完了。"

（2）"您麻醉之后我们会为您插一根尿管，醒来的时候可能会有尿频、尿急的感觉，这是正常的现象，您不用担心。明天等医生观察后，可能就会帮您拔除尿管了。"

（3）"您这个手术大概会做×小时。"

2. 动作要求

（1）护士推车床时站在患者头部，注意观察患者。

（2）推车时应先关闭车床横向移动按钮，推床时速度不能太快，防止患者坠床或感觉眩晕。

（3）在床头以患者能听见的音量简单介绍手术流程和手术预计时间，尽量减少患者的紧张感，提升人文关怀，让患者感觉到温暖。

（四）患者入手术间

1. 语言示范

（1）"×先生/女士，您好！请让我们协助您移动到手术床上。由于手术床比较窄，请您躺在手术床上时不要随意活动，不要翻身，以免坠床。为了您的安全，我们将用约束带固定您的肢体，请您配合。手术间已经开了空调，如果您觉得太热或者太冷可以随时告诉我。"

（2）"×先生/女士，您好！我现在需要在您的手上扎针，为了您的手术安全，我们扎的针会比病房的稍微粗一些，可能稍微会有点痛，请您配合一下，谢谢！"

（3）"×先生/女士，需要我为您播放一些音乐吗？"

2. 动作要求

（1）过床时，锁定转运床的刹车，调节转运床与手术床在同一水平面。巡回护士站在转运床的同侧，扶住患者手臂，协助缓慢过床。

（2）过床后，帮助患者放置枕头，盖好被子。

（3）准备麻醉时固定患者肢体，固定带应以容纳一掌为宜，使患者处于舒适状态。

（五）麻醉前

1. 语言示范

（1）硬膜外麻醉患者

1）"×先生/女士，您好！为了您的手术安全，我们现在还需要跟您再次核对一下信息，希望您能配合一下，谢谢！请问您叫什么名字？您今天做什么手术？您是做左侧还是右侧？您以前是否做过其他手术呢？您是否有药物或者食物过敏史？您在病房是否做过皮试？您以前是否患有高血压、糖尿病、心血管疾病？您现在是否在月经期（女性患者）？您是否完成了手术知情同意书和麻醉知情同意书的签名？您是否有假牙或者松动的牙齿？您身上有金属物品、文身吗？您是否佩戴隐形眼镜？"

2）"×先生/女士，您好！现在麻醉医生准备为您进行麻醉了。这种麻醉需要在背部打针，我现在需要帮您松开裤带。麻烦您侧卧，稍低头，下颌尽量靠近胸部，膝盖向胸部靠拢，可以用手尽量抱紧小腿。保持这个姿势大约需要10分钟，请您坚持一下，好吗？消毒的时候会感觉到有点凉，打第一针的时候会有一点点疼，麻烦您稍微忍耐一下。今天给您打的这种麻醉，在整个手术过程中您是清醒的，但是您不会感觉手术部位疼痛。麻醉后双下肢不能动，并且会有麻木感，这些都是正常现象，您不用担心，如果有其他不舒服，您可以随时告诉我，我一直都陪伴在您身边。"

（2）全身麻醉患者

1）"×先生/女士，您好！为了您的手术安全，我们现在还需要跟您再次核对一下信息，希望您能配合一下，谢谢！请问您叫什么名字？您今天做什么手术？您是做左侧还是右侧？您以前是否做过其他手术？您是否有药物或者食物过敏史？您在病房是否做过皮试？您以前是否患有高血压、糖尿病、心血管疾病？您现在是否在月经期（女性患者）？您是否完成了手术知情同意书、麻醉知情同意书的签名？您是否有假牙或者松动的牙齿？您身上有金属物品、文身吗？您是否佩戴隐形眼镜？"

2）"×先生/女士，您好！现在准备为您进行麻醉了。由于您是全身麻醉手术，药物会从输液的地方推入，很快您就睡着了，整个手术过程您是不会感觉到疼痛的。您面部的面罩是吸氧用的，请您放松，用力呼吸就好。因为手术需要，等您睡着后，我们会在您的喉咙里插一根管子，帮助您呼吸。麻醉后还会插一根尿管，醒来的时候您可能会有尿频、尿急的感觉，这是正常现象，您无须担心。在麻醉苏醒的过程中，请您尽量配合医生的各项指令，我们会尽快拔掉您喉咙里的管子。等您完全清醒了，我们会将您安全地送回病房。"

2. 动作要求

（1）手术室护士、麻醉医生、外科医生围绕手术床站立，共同核对手术安全核查单、影像学资料、病历等资料内的患者身份、年龄、手术名称等信息。核对时应邀请患者共同参与核对。

（2）需要时帮助患者松开裤带，协助其摆放麻醉体位，注意保暖。

（3）麻醉时注意向患者做好解释和安慰。

（六）术前摆放体位及皮肤消毒

1. 语言示范（非全身麻醉患者）

（1）"×先生/女士，您好！为了配合医生手术，我们现在要为您摆放手术体位，为了您的安全，需要固定好您的肢体。如果您有什么不舒服，请告诉我们，我们再为您调整。"

（2）"×先生/女士，您好！现在要对您的手术部位皮肤进行消毒，请您闭上眼睛，以免消毒液溅入眼内。消毒液有点凉，消毒完成后会马上为您盖上消毒巾，请您放松。"

2. 动作要求

（1）手术室护士、麻醉医生、外科医生围绕手术床站立，再次共同核对手术安全核查单、影像学资料、病历等资料内的患者身份、年龄、手术名称等信息。核对时，对于非全身麻醉的患者，应邀请患者共同参与核对。

（2）对待患者应语言亲切，动作轻柔。摆放体位前应调节室温至25 ℃，提前开启暖风毯进行预保温，不要过早暴露患者的身体。

（3）必要时站在患者身边，适当使用轻拍患者肩部或握住患者手等动作，使患者放松，以示鼓励。

（七）手术开始前

1. 语言示范（非全身麻醉患者） "×先生/女士，您好！为了您的手术安全，我们现在还需要跟您再次核对一下信息，希望您能配合一下，谢谢！请问您叫什么名字？您今天做什么手术？您是做左侧还是右侧？现在手术准备开始了，有什么不舒服请随时告诉我们，我们会一直陪伴在您的身边。"

2. 动作要求

（1）手术室护士、麻醉医生、外科医生围绕手术床站立，再次共同核对手术安全核查单、影像学资料、病历等资料内的患者身份、年龄、手术名称等信息。核对时，对于非全身麻醉的患者，应邀请患者共同参与核对。

（2）尽量站在手术床头，使患者能看见护士。可以轻拍患者肩部或者握住患者的手，给予患者鼓励和安全感。

（八）手术过程中

1. 语言示范（非全身麻醉患者）

（1）"×先生/女士，您好！请问您现在感觉怎么样？冷吗？会感觉疼痛吗？"

（2）"×先生/女士，您好！目前手术很顺利，您放轻松，手术很快就会结束。如果有什么不舒服，可以随时叫我，我一直陪伴在您身边。"

2. 动作要求

（1）密切关注患者的生命体征及其他情况。当患者出汗时，可以及时为患者擦除汗液；当患者感觉寒冷时，可以通过调节室温、给予加温毯、盖被等方式进行保暖。

（2）可以对患者进行轻拍肩膀、握手、播放音乐等方式分散患者的注意力，以减轻患者的疼痛感和不适感。

（3）密切关注手术进程，精准配合手术，提高手术效率。

（九）术中患者躁动

1. 语言示范（非全身麻醉患者）

（1）"×先生/女士，您好！请问您哪里不舒服吗？我们会尽力为您解决。为了医生顺利进行手术，请您配合，尽量不要动。"

（2）"×先生/女士，您好！目前手术很顺利，请您放轻松。"

2. 动作要求

（1）即刻告知麻醉医生或手术医生，并询问患者的不适情况，及时处理。

（2）通过轻拍患者肩部、握手、播放音乐等方式，分散患者的注意力，减轻患者的疼痛感和不适感，给予患者鼓励和安全感。

（3）密切关注患者的生命体征和手术进程，精准配合手术，提高手术效率。

（十）手术结束

1. 语言示范（非全身麻醉患者） "×先生/女士，您好！手术顺利完成了，谢谢您的配合！现在我帮您穿好衣服。我们会小心地把您搬到转运床上，××手术医生会亲自送您回病房，请您放心！回去好好休息，祝您早日康复！"

2. 动作要求

（1）面带微笑地对待患者，协助患者穿好衣裤，扣好纽扣。

（2）注意保护各种管道，动作轻柔，并注意保暖。

（3）做好术后宣教。

（十一）全身麻醉术后复苏

1. 语言示范

（1）"×先生/女士，您好！我是麻醉护士××，请问您能听清我说话吗？如果能，请您点点头。请您用力握住我的手！您配合得很好！"

（2）"×先生/女士，您好！帮您吸干净痰液后就可以拔掉气管插管了，吸痰的过程有点不舒服，请您配合一下。拔出气管插管后，需要您自己用力呼吸！"

2. 动作要求

（1）复苏室护士与手术室护士做好交接班工作，接好监护仪，妥善固定患者。

（2）在患者病情允许的情况下，抬高床头30°，为患者安置舒适、安全的体位。

（3）加强巡视，注意观察患者病情，保护各种管道。

（4）轻轻为患者盖好被子，注意为患者保暖，必要时应覆盖充气式加温毯。

（5）患者躁动时，及时报告麻醉医生，耐心安慰，并加强固定，防止坠床。

（6）为患者拔气管插管时应动作轻柔，并注意观察患者的血氧饱和度情况。

（十二）术后送全身麻醉患者返回病房

1. 语言示范　"×先生/女士，您好！您的手术结束了，手术很顺利，现在我们准备送您回病房休息。您喉咙疼吗？感觉冷不冷？有什么不舒服请随时告诉我们，谢谢您的配合！"

2. 动作要求

（1）麻醉科护士与输送中心人员共同送患者回病房途中，推车床动作要轻，护士应保护管道并密切观察患者的生命体征。

（2）到病房后与病区护士一起，动作轻柔地将患者转移到病床上。

（3）复苏室护士应主动与病区护士做好交接班工作。

（十三）手术室护士交接班

1. 语言示范

（1）接班者："××老师，您好！现在由我来接替您的工作，请交班给我吧！请问患者做什么手术？手术几点开始？患者病情有什么特殊情况吗？患者术前的皮肤情况如何？有没有什么贵重物品？患者留置有哪些管道……辛苦您了！"

（2）交班者："您好！患者××做的是××手术，手术部位是左侧/右侧，目前进展到……手术开始已经×小时。患者术前皮肤情况良好或有××特殊情况，具体情况已经书写在病历上，请查看。手术体位是××体位，患者有/无××管道。负极板粘贴在患者的××处。手术台上增加的用物有……贵重耗材有……接下来的工作交给您了，辛苦您了！"

2. 动作要求

（1）交班护士应手持病历与接班护士站在手术床床头，共同查看患者手腕带后，从头到脚逐项交班。

（2）交接班时做到"四清"，即交清、接清、看清、数清。

（3）交班后应在《护理交班记录单》上确认签名。

（十四）术前、术中与医生沟通

1. 语言示范

（1）"×医生/主任，您好！我是今天配合您手术的器械/巡回护士，我叫××。请您看一下备物齐全了吗？还需要什么特殊准备吗？如果手术中有特殊需要，请您及时告知我，我会尽力配合好您的手术。"

（2）"×医生/主任，请问您有什么需要？"

（3）"×医生/主任，不好意思，让您久等了。"

2. 动作要求

（1）护士应在手术前仔细查看手术通知单上的手术名称、特殊准备、主刀医生姓名等信息。

（2）护士应在术前仔细查看患者的检验结果、影像学资料、病史等资料，充分进行术前评估，确保手术配合的准确性。

（3）护士应在术前与手术医生充分沟通并确认手术用物的准

备情况。检查手术所需仪器设备的功能性、完好性，以免术中发生仪器设备故障而造成手术时间的延误，或者给患者带来伤害。

（4）手术室护士应熟悉手术配合流程，达到精细化、无语化地精准配合，提高间接沟通的能力。

（十五）与后勤人员沟通

1. 语言示范

（1）"您好！×号手术间需要清洁，麻烦您尽快过来，手术床和体位架上有污渍，请您重点清洁！辛苦您了！"

（2）"您好！麻烦您帮我将器械转运到污梯，转运中请您注意保护器械，不要放置任何物品在器械篮筐上，谢谢您！"

（3）"您好！麻烦您帮我接几房第几台手术，谢谢！"

2. 动作要求

（1）手术间需要清洁时，拨通护士站电话，应描述清楚手术间号，说明接送器械、手术间内消毒的特殊要求。

（2）需要电话通知下一台手术时，应描述清楚房间号及场次，并听到对方复述无误后才能挂掉电话。

（3）对后勤人员的称呼应使用尊称，避免使用统称"阿姨""阿叔"等称谓。

（十六）接电话时

1. 语言示范

（1）"您好，我是手术室护士/手术室工作人员××，请问有什么可以帮到您？"

（2）如因特殊原因在电话铃声响起3声之后才接时，应先说："对不起，让您久等了！我是手术室护士/手术室工作人员××，请问有什么可以帮到您？"

（3）严禁使用"喂"字开头。

（4）确认对方来电目的时，应使用"是的""好的""明白了""我一定会转达"等表示确定、肯定的词语。

（5）需要通知他人接电话时，应说"请稍等"。

（6）通话结束时，一般由打电话一方提出结束的提示，客气地说"再见"后再挂电话。

2．动作要求

（1）电话铃响3声或10秒内必须接听。

（2）需要暂停对话时，应该先用手掩住话筒，以免对方听到其他不相关的谈话内容。

（3）被叫人如果正在接听其他电话或正在接患者，一时难以结束，应请对方等一会儿再打来或留下电话号码，但不应该让对方等待太久。

（4）左手持听筒，右手记录重要的信息。

（5）实行首问负责制，接电话者负责落实通话内容。

（6）电话记录应包括对方科室、姓名/工号、来电目的。对于涉及落实患者相关信息的来电，应记录患者姓名、住院号，并确认是否需要回电。

（7）通话结束，应等待对方挂断电话后再轻轻放下电话，以示对对方的尊重。

情景示范

情景示范一：为一位剖宫产患者实施护理

◆　**核对患者时**

手术室护士："您好！请问您叫什么名字？"

患者："我叫××。"

手术室护士："我是配合您这台手术的巡回护士××，手术过程中我会一直陪伴您，请问您昨晚睡得好吗？"

患者："睡得还可以。"

手术室护士："请问您什么时候开始没吃东西和没喝水的？"

患者："昨晚下半夜之后就没吃东西，也没喝水了，我现在肚子很饿，口也很渴！"

手术室护士："请您不要紧张，我马上推您到手术间为您打上点滴，您就会感觉舒服一些的！请问您来手术室之前，医生有帮您听过胎心吗？"

患者："有。"

手术室护士："请问您现在肚子有没有感觉很紧？是否有见红呢？"

患者："没有。"

手术室护士："请问您这是第几次怀孕，生第几个孩子呢？"

患者："第二次怀孕，第二个孩子。"

手术室护士："您上一次是顺产还是剖宫产呢？"

患者："剖宫产。"

手术室护士："请问您除了剖宫产以外，还做过其他什么手术吗？"

患者："没有。"

手术室护士："请问您是否对药物或者食物过敏？"

患者："没有。"

手术室护士："请问您现在是否感觉到宫缩呢？"

患者："没有。"

手术室护士："非常感谢您的配合，我现在准备推您进手术间了，您可以放轻松，不用紧张，我会一直陪伴在您身边的。"

◆　进入手术间后

手术室护士："您好！现在我们已经进入手术间了，等会儿您的手术就在这里进行。"

患者："姑娘，我好害怕。"

手术室护士："请您放松一些，我和麻醉医生还有手术医生都会一直守候在您的身边，您有什么不舒服可以随时告诉我们，我们会尽快为您解决。"

患者："好。"

手术室护士："请问您能慢慢地坐起来吗？"

患者："可以。"

手术室护士："好的，现在我帮您慢慢移到手术床上好吗？由于手术床比较窄，为了您的安全，请您不要动得太厉害，谢谢配合！现在我要在您的手上扎针，为了保证手术的安全，为您扎的针会比病房的针粗一些，扎针的时候可能会疼一些，请您稍作忍耐，配合一下好吗？谢谢！"

患者："好的。"

手术室护士："您好！现在麻醉医生准备给您进行麻醉了。开始麻醉之前，为了确保安全，我们需要跟您再核对一些信息，请您配合我一下可以吗？"

患者："好的。"

手术室护士："手术医生、麻醉医生，现在可以进行三方安全核查。"

手术/麻醉医生："好的。"

手术室护士："请问您叫什么名字？"

患者："××。"

手术室护士/麻醉医生/手术医生："患者××，住院号××。请问您今天做什么手术？"

患者："剖宫产。"

手术室护士："请问您是否对药物或者食物过敏？"

患者："没有。"

手术室护士："手术医生、麻醉医生，请检查患者的手术知情同意书和麻醉知情同意书是否签名？"

手术/麻醉医生："已经签名。"

手术室护士："好的。××，您今天的这种麻醉需要在背上扎针，麻醉医生会把麻醉药推进去，整个手术过程中您整个人是处于清醒状态的，会有感觉，但是没有痛觉。如果麻醉过程中您有任何的不舒服，都可以跟我说，我会帮助您的。我现在帮您解松裤带，您面向我，头和膝尽量弯曲抱拢成虾状，这种姿势穿刺容易成功，需要坚持10分钟左右，请您配合一下好吗？"

患者："好的。姑娘，我感觉脚很麻，不能动。"

手术室护士："请您不要害怕，这是麻药的作用，等到手术结束后4～5小时，就会慢慢消失的。"

◆　出新生儿时

手术室护士："您好！您的孩子很快要出生了，出来的时候，由于医生要用力挤压您的肚子，您可能会感觉有点辛苦，请您不要害怕，握住我的手做深呼吸好吗？如果想呕吐，请把头侧向一边，我会帮您清理的。好，您配合得很好，孩子的头已经出来了。"

患者："姑娘，我的孩子怎么样？"

手术室护士："恭喜您生了一个健康漂亮的小宝宝，等医生处理好马上抱给您看，您现在安心休息一下。"

◆　缝合切口时

手术室护士："请问您现在有什么不舒服吗？"

患者："我感觉抖得很厉害，肚子也很痛。"

手术室护士："您放松一点，您现在情况都很稳定，身体抖动可能和药物有点关系，我现在跟麻醉医生沟通，给您用些药就会好一些。您肚子感觉疼痛是因为正在使用促进子宫收缩的药物，子宫收缩得好，才能有效地帮您减少术后出血，促进身体恢复。请问您现在冷吗？"

患者："不冷，有点出汗。"

手术室护士："那我帮您擦擦汗，您如果感觉紧张，可以握住我
　　　的手。"

患者："谢谢！"

◆　术毕

手术室护士："现在手术已经顺利完成了，我们现在帮您转移到
　　　转运床上，为您穿好衣服和裤子，搬动的过程中我们会
　　　很轻柔，如果您有什么不舒服，请及时告知我们。"

患者："好的。"

手术室护士："手术医生、麻醉医生，请与我进行患者离开手术
　　　间前的三方安全核查。"

手术/麻醉医生："好的。"

手术室护士："患者××，住院号××，今天行二次剖宫产手术，
　　　手术物品已经清点正确，术中没有留置体内填塞物，有一份
　　　胎盘，已经送常规石蜡切片，患者皮肤完整，有一条外周静
　　　脉通路，术中滴注……目前静脉滴注……患者没有留置引流
　　　管，术后送回病房。请问以上信息复述是否正确？"

手术/麻醉医生："正确。"

手术室护士："手术医生、麻醉医生，你们辛苦了，请你们在三
　　　方安全核查单上确认并签名。"

手术室护士："××，您好，您辛苦了，现在我们准备送您回病
　　　房，您好好休息，祝您早日康复，孩子健康成长！"

情景示范二：为一例人工耳蜗置入术的2岁患儿实施护理

◆　核对患者时

手术室护士："先生/女士，您好！请问您是××小朋友的爸爸/

妈妈吗？”

患儿家属："是的。"

手术室护士："我是配合您孩子这台手术的巡回护士××，由于孩子比较小，我需要和您共同核对孩子的一些信息，麻烦您配合一下，可以吗？"

患儿家属："可以的。"

手术室护士："请问您的孩子叫什么名字？"

患儿家属："××。"

手术室护士："请问您的孩子是什么时候开始没吃东西和没喝水的呢？"

患儿家属："昨晚12点之后就没吃东西，也没喝水了，到现在都没喂奶！"

手术室护士："请问您的孩子今天做什么手术，做哪边呢？"

患儿患者："左侧人工耳蜗置入术。"

手术室护士："请问孩子右耳的听力状况怎么样？能听到我们说话吗？"

患儿家属："戴上助听器的时候能听到，现在没戴，所以听不到我们说话。"

手术室护士："请问您确认今天需要使用的人工耳蜗的品牌了吗？"

患儿家属："确认了，是×××品牌的。"

手术室护士："请问您是否有助残项目、扶贫项目的资助？"

患儿家属："没有。"

手术室护士："请问手术同意书和麻醉同意书都已经签好了吗？"

患儿家属："都签好了。"

手术室护士："好的。请问您的孩子对什么药物或者食物过敏吗？"

患儿家属："没有。"

手术室护士："请问您的孩子现在有牙齿松动吗？"

患儿家属："没有。"

手术室护士：（面向患儿）"宝贝，能张嘴给阿姨看看吗？像阿姨这样，'啊'，对了，宝贝真棒。"

手术室护士："请问您孩子身上有带金属物品吗？"

患儿家属："没有。"

手术室护士："请问您孩子身上的皮肤有磕着、碰着、淤青或者皮肤破损的地方吗？"

患儿家属："没有。"

手术室护士："那我们现在检查一下孩子的皮肤，可以吗？"

患儿家属："好的。"

手术室护士："宝贝的皮肤挺好的，没什么问题。您孩子今天做的手术是人工耳蜗置入手术，手术后孩子醒来可能会有些烦躁不安或者哭闹，这都是正常的现象。您可以通过安抚、拥抱、陪伴入睡、玩游戏等方式来转移孩子的注意力，增加孩子的安全感。这个手术伤口很小，一般不会太痛，孩子也不会有太大的感觉。等开机之后可能才会感觉到不太适应，不过这都是正常的过程，您不用太担心。另外，孩子睡觉时要注意保护好伤口，尽量不要压着做手术的这边。伤口愈合大概需要1个月的时间，在愈合的过程中会有些瘙痒，孩子可能会不自觉地去挠，您要尽量阻止孩子抓挠伤口。回去后要注意避免孩子头部发生磕碰，以保证耳内部的电极和外部接收器的功能完好，确保机器的正常工作。如果发现伤口肿了或者有液体流出，要马上到医院就诊。您现在可以穿上我们准备的衣服，戴上口罩和帽子，套上鞋套跟我一起陪孩子进到手术间，这样孩子打针和麻醉就不会那么害怕了，请问您愿意吗？"

患儿家属："愿意。"

手术室护士："宝贝，阿姨给你一个玩具，你愿意让阿姨抱抱吗？宝贝真乖。"（可以准备小玩具与患儿一同玩小游戏，多抚摸患儿，试着抱患儿，与患儿拉近距离，产生共情。）

◆　进入手术间后

手术室护士："您好！现在我们已经进入手术间了，您孩子的手术就在这里进行。现在您可以把孩子放在手术床上，由于手术床比较窄，为了孩子的安全，请您暂时不要离开孩子，感谢您的配合。宝宝乖，不用害怕，爸爸/妈妈在你的身边呢！阿姨给你看动画片好吗？我现在准备在孩子的手上扎个针，请您帮我固定一下孩子的手，好吗？谢谢！"

患儿家属："好的。"

手术室护士："现在已经为您的孩子扎好针了，这个针可以在手上留3～5天，这里面的针管是软的，不会影响孩子的正常活动。这几天注意不要把敷贴的地方弄湿。如果不小心弄湿，可以找病房的护士帮您处理一下。麻醉开始前，为了手术安全，我们还需要和您再次确认孩子的手术信息，请您配合一下可以吗？"

患儿家属："可以。"

手术室护士："手术医生、麻醉医生，我们现在可以进行三方安全核查了，请移步到手术床旁。××爸爸/妈妈，请问您的孩子叫什么名字？"

患儿家属："××。"

手术室护士："孩子今天做什么手术？是左侧还是右侧？"

患儿家属："左侧人工耳蜗置入手术。"

手术室护士："麻醉医生、手术医生，请确认手术知情同意书的手术方式为左侧人工耳蜗置入术，确认手术知情同意书和麻醉知情同意书已经签名。"

手术/麻醉医生："是的，做左侧人工耳蜗置入术，都已经完成签名。"

手术室护士："××爸爸/妈妈，您的孩子是否有药物或者食物过敏史？"

患儿家属："没有发现。"

手术室护士："请问您孩子今天准备使用什么品牌的人工耳蜗？"

患儿家属："×××品牌。"

手术室护士："麻醉医生，请问麻醉设备是否已经检查完成？"

麻醉医生："检查完好。"

手术室护士："手术医生，请问有备血吗？"

手术医生："不需要备血。"

手术室护士："手术医生，请问确认今天使用的是××品牌的人工耳蜗，对吗？"

手术医生："是的。"

手术室护士："宝贝，我们准备睡觉了哦，别害怕！"（抱抱孩子，抚触孩子。）"××爸爸/妈妈，我们现在准备为您的孩子进行麻醉。因为是全身麻醉手术，药物会从输液的地方推入，孩子很快就睡着了，所以整个手术过程孩子是不会感觉到痛的，孩子现在脸部的面罩是吸氧用的。我们会全程陪伴在您孩子的身边，请您放心，感谢您对我们工作的配合！那我现在送您出手术室。"

◆ 配合麻醉医生时

麻醉医生："××护士，我们现在准备进行麻醉了。"

手术室护士："好的。××麻醉医生，如果有什么需要，请随时告诉我，我会配合您的工作。"

◆ 配合手术医生进行手术时

手术室护士："××医生/主任，您好！我是今天配合您手术的巡回护士，我叫××。请您看一下备物齐全了吗？还需要什么特殊准备吗？"

手术医生："暂时没有了。"

手术室护士："请您确认一下今天使用的人工耳蜗的品牌和型号。"

手术医生："这位患儿不适用这种人工耳蜗的型号，请您帮我拿××型号过来。"

手术室护士："好的，请您稍等一会儿。"（回来之后）"××医生/主任，不好意思，让您久等了。请您核对一下，是否是这种型号？"

手术医生："是的。"

手术室护士："如果手术中有特殊需要，请您及时告知我，我会尽力配合好您的手术。"

◆　手术结束时

手术室护士："××医生/主任，辛苦您了！我帮您脱手术衣。"

手术医生："谢谢！"

手术室护士："××医生/主任，麻烦您跟我进行患者离室前的核对。该手术的名称是左侧人工耳蜗置入术，术中置入了××公司的××型号人工耳蜗，没有手术标本，体内没有填塞物，手术器械已经清点正确，患儿没有留置引流管，没有胃管，没有中心静脉通路，有气管插管和一条外周静脉通路。以上信息请问复述是否正确？"

手术医生："正确。"

手术室护士："麻醉医生，请问术中一共滴注250毫升葡萄糖氯化钠注射液，对吗？"

麻醉医生："是的。"

手术室护士："请问患儿术后去复苏室吗？"

麻醉医生："是的。"

手术室护士："请您洗手后在收费单上确认并签名。"

手术医生："好的。"

手术室护士："感谢您的配合，辛苦您了！"

◆ 复苏室交班时

手术室护士："××老师，您好！××手术间的患者已经到了，请问分配到几床？"

复苏室护士："请到××床。"

手术室护士："好的。××老师，我可以开始交班吗？"

复苏室护士："可以。"

手术室护士："患儿××，住院号××××××，做了左侧人工耳蜗置入术，术中使用了250毫升葡萄糖氯化钠注射液，术中出血×毫升，没有引流管，没有病理标本，有一条外周静脉通路，目前滴注通畅。患儿皮肤没有磕碰瘀伤。请您检查一下补液通路和皮肤。"

复苏室护士："补液通畅，没有肿胀。"

手术室护士："××老师，我们共同核对一下补液标签，姓名××，住院号××××××，补液名称是×××注射液。"

复苏室护士："正确。"

手术室护士："术后尽量避免患侧受压引起患儿疼痛，导致患儿哭闹。"

复苏室护士："好的。"

手术室护士："××老师，接下来就辛苦您了，如还有什么不明白的地方，可以随时联系我，谢谢您！"

◆ 全身麻醉术后复苏

手术室护士："宝贝，你能听清我说话吗？如果能听清，就点点头。请用力握下我的手！宝贝真棒，配合得很好哦！"

手术室护士："宝贝，张张嘴，阿姨帮你吸干净嘴里的痰液后就可以拔掉气管插管了，吸痰的过程有点不舒服，不要动得太厉害哦。"

手术室护士：（抚摸患儿）"宝贝，现在自己用力呼吸！不要害怕，阿姨一直陪着你，很快就可以送你回爸爸妈妈身边了。"

◆　复苏室送患儿回病房

复苏室护士："××师傅，您好！麻烦您现在和我一起送患儿回病房。"

输送中心人员："好的。"

复苏室护士："××老师，您好，手术患儿××现在回到病房，请接患儿。宝贝，我们现在回到病房了，爸爸妈妈已经在你身边，别害怕。××师傅，请您现在配合我，轻轻将孩子平移到病床上，可以吗？"

输送中心人员："好的。"

复苏室护士："××老师，我们可以交接班了。患儿××，住院号×××××，做了左侧人工耳蜗置入术，术中使用了250毫升葡萄糖氯化钠注射液，术中出血×毫升，没有引流管，没有病理标本，有一条外周静脉通路，目前滴注通畅。患儿皮肤没有磕碰瘀伤。请您检查一下补液通路和皮肤。"

病区护士："补液通畅，没有肿胀。"

复苏室护士："××老师，我们共同核对一下补液标签，姓名××，住院号×××××，补液名称是×××注射液。××爸爸/妈妈，孩子的手术很顺利，请你们放心！祝宝贝早日康复！"

情景示范三：巡回护士为一位拟行全髋关节置换术的80岁老人实施护理

◆ **核对患者时**

手术室护士："奶奶，您好！能听到我说话吗？"

患者："能。"

手术室护士："嗯，好的。奶奶，请问您叫什么名字？"

患者："我叫××。"

手术室护士："我是配合您这台手术的巡回护士××，您可以叫
我小×。您昨晚休息得好吗？"

患者："休息得还可以。"

手术室护士："您现在这样躺着舒服吗？冷不冷呀？需要我再帮
您加被子吗？"

患者："嗯，现在这样挺舒服的。"

手术室护士："奶奶，现在我需要和您共同核对一些信息，麻烦
您配合一下，可以吗？"

患者："可以的。"

手术室护士："请问您知道自己今天做什么手术吗？"

患者："知道，脚痛，做髋关节置换。"

手术室护士："请问您做左边还是右边呢？"

患者："左边。"

手术室护士："医生为您做好标记了吗？我看一下，可以吗？"

患者："做好了，可以的。"

手术室护士："请问您是什么时候开始没吃东西和没喝水的呢？"

患者："昨晚10点之后就没吃东西，也没喝水了。"

手术室护士："请问您有高血压、心脏病、糖尿病或其他疾病吗？"

患者："有高血压。"

手术室护士："平时血压多高呢？今天早上吃降压药了吗？"

患者："平时控制得还可以，今早吃了降压药。"

手术室护士："请问您对什么药物或者食物过敏吗？"

患者："没有。"

手术室护士："请问您的身上带有金属物品吗？"

患者："没有。"

手术室护士："请问您有假牙或者松动的牙齿吗？"

患者："假牙已经取下来了。"

手术室护士："请问您身上的皮肤有磕着、碰着、淤青或者皮肤破损的地方吗？"

患者："没有。"

手术室护士："那我现在为您检查一下皮肤，可以吗？"

患者："可以的。"

手术室护士："奶奶，您手扶在这里，慢慢往对面转一下身，动作慢点没关系的。我帮您盖好被子，注意别着凉了。"

患者："谢谢！"

手术室护士："奶奶，那我现在推您进手术间了。"

患者："好的。"

手术室护士："奶奶，您今天做这个手术是需要进行全身麻醉的，一会儿到手术间里面，我会在您的手上扎针，麻醉药会从扎针的位置推进去，然后您就睡着了。整个手术过程您是什么都不知道的，等您醒来的时候手术就已经做完了。醒来的时候，嘴巴里会有一根管子，可能会顶住您的喉咙，会有一点不舒服。您尽量做吞口水的动作，就会舒服一些。当我们叫您'大力捏一下我的手''睁开眼睛''张开嘴巴'的时候，您只需要尽量配合我们做相应的动作，我们就会尽快帮您把嘴里的管拔掉，再休息一会儿，我们就会把您送回到家人的身边。请问您听明白了吗？"

患者："好的,听明白了。"

手术室护士："手术过程中我会一直陪伴在您的身边,您不用紧张,如果您有什么需要可以随时告诉我。"

◆ 进入手术间后

手术室护士："奶奶,您好!现在我们已经进入手术间了,您的手术就在这里进行。我现在扶您慢慢坐起来,您再慢慢平移到手术床上,可以吗?腿疼吗?"

患者："疼。"

手术室护士："来,我帮您,您动作慢一点,不着急。由于手术床比较窄,为了您的安全,请您不要翻身,翻身可能会掉到床下面!您慢慢躺下,我帮您盖好被子。您现在感觉冷吗?"

患者："谢谢您,现在不冷。"

手术室护士："奶奶,现在我要为您扎针了。"

患者："好的。"

手术室护士："现在已经为您扎好针了。这个针可以在手上留3～5天,这几天注意不要把敷贴的地方弄湿,不要提重的东西,如果不小心弄湿或者看到管子里面有回血,可以找病房的护士帮您处理一下。为了保证手术的安全,麻醉之前我们需要和您再次核对一些信息,您能配合我们吗?"

患者："好的。"

手术室护士："我现在说话您能听清吗?需要我再大声一点吗?"

患者："能听清的。"

手术室护士："麻醉医生、手术医生,我们现在可以开始进行三方安全核查。奶奶,请问您叫什么名字?"

患者："××。"

手术室护士："请问您是什么时候开始没吃东西和没喝水的呢？"

患者："昨晚10点之后就没吃东西，也没喝水了。"

手术室护士："请问您今天做什么手术，做哪边呢？"

患者："左边髋关节置换。"

手术室护士："奶奶，请问您有高血压、心脏病、糖尿病吗？"

患者："有高血压。"

手术室护士："请麻醉医生、手术医生和我共同核对影像学资料。患者姓名××，住院号××××××，手术医生，请问患者影像学资料显示哪一侧？"

手术医生："显示左侧髋关节。"

手术室护士："奶奶，请问您的手术同意书和麻醉同意书都已经签好字了吗？"

患者："都签好了。"

手术室护士："好的。手术医生、麻醉医生，请确认患者的手术同意书和麻醉同意书都已经签名。"

手术医生/麻醉医生："是的，都已经签名。"

手术室护士："奶奶，请问您对药物过敏吗？"

患者："没有发现。"

手术室护士："请问您有假牙或者松动的牙齿吗？"

患者："没有，假牙都取下来了。"

手术室护士："请问您身上有带金属的物品吗？"

患者："没有。"

手术室护士："奶奶，感谢您的配合！接下来，麻醉医生准备为您进行全身麻醉。推药的时候，手可能会有一点痛，这是正常的，几秒钟您就感觉不到痛了。戴在您脸上的面罩是吸氧气用的，您不用紧张，我会全程陪伴在您的身边，请您放心！奶奶，准备睡觉了哦！"

◆ 配合麻醉医生时

麻醉医生："××护士，我们现在准备进行麻醉了。"

手术室护士："好的。××麻醉医生，如果有什么需要，请随时告诉我，我会配合您的工作。"

◆ 配合手术医生进行手术时

手术室护士："××医生/主任，您好！我是今天配合您手术的巡回护士，我叫××。请您确认这台手术所需要的器械齐全了吗？还需要什么特殊准备吗？"

手术医生："基本齐了，暂时没有其他需要。"

手术室护士："如果手术中有特殊需要，请您及时告知我，我会尽力配合好您的手术。"

手术医生："好的。"

◆ 手术结束时

手术室护士："××医生/主任，辛苦您了！您现在可以跟我进行患者离室前的核对吗？"

手术医生："可以。"

手术室护士："该手术的名称是左侧髋关节置换术，术中置入了××公司的××型号的陶瓷球头1个，××型号的股骨柄1个，××型号的髋关节固定螺钉3颗，××型号的髋臼杯1个，对吗？"

手术医生："是的。"

手术室护士："患者体内没有填塞物，所有手术器械已经清点正确，左侧髋关节切口处有一条负压引流管，没有胃管，没有中心静脉通路，有气管插管和一条外周静脉通路。以上信息请问复述是否正确？"

手术医生:"正确。"

手术室护士:"麻醉医生,请问术中一共滴注500毫升琥珀酰明胶注射液,对吗?"

麻醉医生:"是的。"

手术室护士:"请问患者术后去复苏室吗?"

麻醉医生:"是的。"

手术室护士:"××医生/主任,请您洗手后在收费单、植入物登记表、三方安全核查单上确认并签名。"

手术医生:"好的。"

手术室护士:"感谢您的配合,辛苦您了!"

◆ 复苏室交班时

手术室护士:"××老师,您好! ××手术间的患者已经到了,请问分配到几床?"

复苏室护士:"请到××床。"

手术室护士:"好的。××老师,我可以开始交班吗?"

复苏室护士:"可以。"

手术室护士:"××老师,该名患者今天做了左侧髋关节置换术,术前有高血压,平时血压控制在150/90毫米汞柱左右,术前吃了降压药,术中血压控制在120~135/80~85毫米汞柱,心率70~80次/分。术中出血100毫升,尿量100毫升,术中滴注琥珀酰明胶注射液500毫升。患者的右上肢有一条外周静脉通路,麻烦老师跟我一起核对一下补液吧!"

复苏室护士:"好的,患者姓名××,住院号××××××,补液名称是×××注射液。补液处通畅,没有肿胀。"

手术室护士:"患者的全身皮肤菲薄,干燥脱屑,但没有压红,由于是髋关节置换术,请您术后注意左下肢避免内收、内旋，务必保持外展状态。"

复苏室护士："好的。"

手术室护士："接下来就辛苦您了，如还有什么不明白的地方，可以随时联系我，谢谢您！"

◆ 全身麻醉术后复苏

复苏室护士："奶奶，您能听清我说话吗？如果能听清，就点点头，用力握下我的手，配合得很好！"

复苏室护士："奶奶，请您张开嘴，我帮您吸干净嘴里的痰液后就可以拔掉气管插管了，吸痰的过程有点不舒服，请您不要动得太厉害。"

复苏室护士："奶奶，管子已经拔掉了，请您用力呼吸！"（握住患者的手。）"您放松，我帮您把氧气管戴上，休息一会儿。奶奶，您现在冷吗？"

患者："有点冷。"

复苏室护士："我帮您多盖点被子，现在感觉好些了吗？"

患者："好些了。"

复苏室护士："奶奶，手术很顺利，您放心！我一直在您身边，您现在如果还有什么不舒服可以告诉我。您先休息一下，再观察一会儿我们就送您回家人身边了，好吗？"

◆ 复苏室送患者回病房

复苏室护士："××师傅，您好，麻烦您现在和我一起送患者回病房。"

输送中心人员："好的。"

复苏室护士："××老师，您好，手术患者××现在回到病房，请接患者。奶奶，我们现在回到病房了，您的家人已经在您身边，别害怕。您现在感觉怎么样？冷吗？伤口疼吗？"

患者："还可以，暂时没有感觉到疼。"

复苏室护士："××师傅，请您现在配合我，轻轻地将患者平移到病床上，可以吗？"

输送中心人员："好的。"

复苏室护士："××老师，我们可以交接班了。该名患者今天做了左侧髋关节置换术，术前有高血压，术中血压控制在120～135/80～85毫米汞柱，心率70～80次/分。术中出血100毫升，尿量100毫升，术中滴注琥珀酰明胶注射液500毫升。患者的右上肢有一条外周静脉通路，麻烦老师跟我一起核对一下补液吧！"

病区护士："好的，患者姓名××，住院号××××××，补液名称是×××注射液。补液处通畅，没有肿胀。"

复苏室护士："患者的全身皮肤菲薄，但没有压红，由于是髋关节置换术，请您术后注意左下肢避免内收、内旋，务必保持外展状态。××家属，患者的手术很顺利，请你们放心！祝奶奶早日康复！"

情景示范四：手术室护士接电话

手术室护士："您好，我是手术室护士××，请问有什么可以帮助您的？"

急诊科护士："您好，我是急诊科×××，目前有一台非常紧急的手术，是脑疝患者，手术医生已经开好手术通知单，我们即刻送患者去手术室，请做好准备，谢谢！"

手术室护士："好的，请问这名急诊脑疝患者的姓名、住院号是多少？目前生命体征是否稳定？急诊科是否已经完成配血？配血是否有发送？"

急诊科护士："患者姓名××，住院号××××××，已经完成配血。"

手术室护士："好的，谢谢您，我即刻核实该手术，您随时可以送患者到手术室。"

（陈瀚熙　雷文静　别逢桂）

第四节　消毒供应中心护士行为规范

一、基本行为规范要求

1. 准时上岗，着装规范整洁，帽子应包裹全部头发，并按各工作区域要求穿好工作服，更换专用鞋。

2. 微笑服务，语言要以"请"字开头，"您好"为先，"谢"字结尾等礼貌用语。

3. 举止文雅，庄重大方，动作敏捷轻巧。推车行走时，切不可强行超越，应主动礼让。搬运物品要轻拿轻放，保持环境安静。

4. 有主动服务的意识，坚持"以临床一线为中心"，急使用部门所急。如遇到临床科室因患者治疗需要而物品短缺时，应主动配合，积极解决问题，保证物品供应。

5. 在回收和下送环节出现物品数目不符或有质量问题时，应及时查找原因，妥善解决。如个人无法解决应及时汇报上一级组长或护士长。

6. 接待领物或电话咨询时，应热情接待，耐心解释，给予清晰的指引。

二、常见护理场景行为规范要求

（一）下送物品到病房

1. 语言示范 "您好！耽误您一点时间，这是消毒供应中心送来的无菌物品，请您清点一下物品，并在发放单上签名，谢谢！”

2. 动作要求　举止文雅，轻拿轻放，站在物品旁微笑等待。

（二）接收物品发现数目不符

1. 语言示范　"您好！对不起，耽误一下您的工作，我清点的数目与你们点的似乎不相符，请您与我一起再核对一次物品，谢谢！"

2. 动作要求

（1）把物品和清单摆放整齐，请对方一起核对。

（2）双方确认数目无误后，在回收单上签名确认。

（三）接待领物或换物

1. 语言示范

（1）"您好！请问有什么可以帮忙？好的，请问您是哪个科室？我们需要先查询和打印你们申请的发放单，请您稍等。"

（2）"您好！对不起，让您久等了。这是您要领用的物品，麻烦清点一下，并在发放单上签名，谢谢！"

2. 动作要求

（1）看到来人，立刻站起迎接，微笑询问。

（2）登录信息系统，查询和打印发放单。

（3）根据发放单准确快捷地发放物品。

（四）推车行走且急需通过

1. 语言示范　"您好！对不起，请让一下！谢谢！"

2. 动作要求　小心推车、步伐稳健。搬运物品时轻拿轻放，尽量减少噪声。

（五）接听电话咨询

1. 语言示范

（1）"您好！这里是消毒供应中心，请问有什么可以帮您的？好的，请您在电脑信息系统上提交申请，我们马上给您备齐物品。"

（2）"您好！对不起，因为现在已经过了集中下送物品的时间，负责下送的人员有别的工作任务需要完成，需要你们科室安排人员来领取物品，很抱歉给你们带来不便！请您科室下次按照规定时间提交申请，感谢您的配合！"

（3）"您好！对不起，您说的这个物品不是我们部门负责发放的，建议您咨询一下设备科。感谢您的理解！"

2. 动作要求

（1）接听电话应热情主动，音量适合。

（2）耐心解释，给予清晰的指引或建议。

（3）如有需要应做好记录和交班，汇报给上级组长和护士长。

（六）手术室提出需要紧急清洗和消毒灭菌手术器械

1. 语言示范 "好的，我们已经收到您的需求，器械送到消毒供应中心后我们会开通绿色通道，每个环节在第一时间处理，如无灭菌器故障等意外情况的话，预计所需时间为××小时，请您告知手术间！"

2. 动作要求

（1）接到需求后，将需求传达到去污区、包装区和灭菌区。

（2）回收清点、清洗消毒、包装、灭菌各环节均优先处理急用器械。

（3）灭菌完成后通知手术室。

（七）接收手术器械时发现器械有缺失

1. 语言示范　"您好！请问是××手术室××房吗？这里是消毒供应中心去污区，刚刚送来的××房×场××手术器械，包内少了××器械，请您确认一下术中该器械是否有丢失，谢谢！"

2. 动作要求

（1）清点时发现数目不符，立刻请在场其他工作人员复核，并检查台面、地面、同时送来的其他器械、转运筐、包布等，确认没有在运送途中丢失，马上联系手术室工作人员。

（2）与手术室工作人员沟通时应谦逊有礼、表达清晰，耐心提供器械相关的信息。

（八）接收手术器械时发现器械结构不完整或功能受损

1. 语言示范　"您好！请问是××手术室××房吗？这里是消毒供应中心去污区，刚刚送来的××房×场××手术器械，我们发现包内的××器械存在变形/功能损坏，请您确认一下术中该器械的使用情况，谢谢！"

2. 动作要求

（1）清点时发现器械质量有缺损，立刻请在场其他工作人员复核，并马上联系手术室工作人员。

（2）拍摄问题器械图片。

（3）与手术室工作人员沟通时应谦逊有礼、表达清晰，耐心提供器械相关的信息。

（九）手术室反馈术中发现器械问题

1. 语言示范　"好的，谢谢您提供的反馈，我们接下来会进行调查、分析和改进！请问方便提供该器械包的标签信息吗？"

2. 动作要求

（1）回应谦逊有礼，先了解相关信息，不辩解、反驳。

（2）取得标签信息后，确定器械各环节处理人员，回顾处理过程，必要时查询区域监控，查找问题原因。

（3）科室内召开质量分析会，进行分析改进。

（十）与外来医疗器械厂家确认手术及器械信息

1. 语言示范

（1）"您好！请问是×××医疗器械公司吗？这里是×××医院消毒供应中心，明天手术室××房××场×××患者的手术是由你们来送外来医疗器械吗？"

（2）"由于器械在消毒供应中心的处理需要一定的时间，为了不耽误明天的手术准备，请您在今天下午×时××分之前将器械送到我院消毒供应中心，谢谢您的配合！"

2. 动作要求

（1）术前1天，根据手术室的次日手术通知单，了解外来医疗器械的送货情况。

（2）对未送货的厂家，联络送货厂家进行确认。

（3）通知对方送货时间。

（十一）接收外来医疗器械

1. 语言示范

（1）"您好，请把器械三联清单、植入物送货单拿给我核对，谢谢！"

（2）"对不起，您这份植入物尚未进行验货，请您先在设备科进行验货后再来消毒供应中心，谢谢您的配合！"

（3）"对不起，这几件小物品不能使用橡皮筋捆绑，会影响清洗和消毒效果，我拿个带盖密孔篮筐把它们装起来，好吗？"

（4）"器械已经核对好了，请您在三联清单上签名。"

2. 动作要求

（1）核对植入物送货单上是否有三方（设备科、消毒供应中心、外来医疗器械厂家）共同验货签名或盖章。

（2）与送货人员一起核对器械三联清单、植入物送货单、手术通知单、电脑信息系统及篮筐信息上的患者姓名、住院号、床号、手术日期、房间、场次、主刀医生等信息是否准确一致。

（十二）术后外来医疗器械厂家取走器械

1. 语言示范　"您好，这套器械我们已经清洗消毒，请您在三联清单的这份底单上签名，就可以把器械取走了，谢谢您的配合！"

2. 动作要求

（1）核对使用后已清洗消毒的外来器械实物和三联清单底单。

（2）厂家人员和消毒供应中心人员共同在三联清单底单上签名。

（3）在电脑信息系统上确认器械归还。

（十三）临床科室/手术室反馈第三方消毒供应中心制作的物品有质量问题

1. 语言示范　"好的，谢谢您的反馈，请提供一下标签信息，最好能有物品图片。我们会把问题记录下来，立即向第三方消毒供应中心反馈，后续会及时跟进并通知你们。"

2. 动作要求

（1）接到反馈或投诉，态度谦逊有礼，耐心聆听，尽量了解相关信息。

（2）记录反馈意见，联系第三方消毒供应中心。

（3）后续跟进，及时与反馈科室沟通。

（十四）与第三方消毒供应中心沟通物品质量问题

1. 语言示范 "您好，这里是×××医院消毒供应中心，刚刚接到我院××科室的反馈，××器械包有质量问题，现在把器械包信息发给您，请你们做好调查分析和改进，并把后续的跟进和改进措施发回我科，谢谢您的配合！"

2. 动作要求

（1）将器械信息、图片等资料发给第三方消毒供应中心，要求对方进行调查分析和改进。

（2）将第三方消毒供应中心的改进报告、后续处理及时通知反馈科室。

情景示范

情景示范一：接待临床科室人员领取无菌物品

消毒供应中心护士："您好！请问有什么我可以帮忙的？"

临床科室护士："您好！我是××科，不好意思，需要临时申领20毫升一次性无菌注射器50个，我们已经在电脑上录入申请，谢谢！"

消毒供应中心护士："好的，请您稍等，我现在就按照您的要求为您取货。对不起，让您久等了。麻烦清点一下，并在收货人一栏签名，谢谢！"

临床科室护士："谢谢，数量正确，已签好名，再见！"

消毒供应中心护士："下次如果需要可以先电话告诉我们，我们先把物品准备好，您一来就可以取货，尽量减少您等候的时间。"

情景示范二：手术室有需要紧急清洗和消毒灭菌器械的需求

消毒供应中心护士："您好！请问有什么我可以帮忙的？"

手术室护士："您好！我是手术室护士，不好意思！由于下午一台手术需要急用双通道器械，今天下台的双通道器械请帮我们加急处理。手术是第三台。"

消毒供应中心护士："好的，已经收到您的需求，我们会立刻通知去污区、包装区、灭菌区。双通道器械术后送到消毒供应中心就会进入绿色通道，每个环节都会优先处理。如果不发生灭菌器故障等不可控的意外情况，在消毒供应中心的处理时间最快也要2.5小时，请你们根据时间做好手术安排。"

手术室护士："谢谢，明白。双通道器械灭好菌请立即通知我们。"

消毒供应中心护士："好的，没问题！"

（器械灭菌完毕出炉。）

消毒供应中心护士："您好，是手术室吗？这里是消毒供应中心，加急的双通道器械已经灭菌完成，器械已送进洁梯，请你们及时到洁梯门口取器械，谢谢！"

手术室护士："收到，谢谢！"

情景示范三：消毒供应中心接到护理部紧急无菌物品供应任务

消毒供应中心护士A："您好！请问有什么我可以帮忙的？"

护理部护士："您好！我是护理部××，刚刚接到医务处的通知，××地区出现台风，需要我院派遣医疗人员前往救助，需要携带一些紧急无菌物品，清单已经发到您的OA，请尽快安排制作，下午4点，护理部的××老师会去领取，如果已经制作好，请电话告知，谢谢！"

消毒供应中心护士A："好的，已经收到您的需求，我们立刻打印需求单，按照需求单的要求进行器械包的清洗、消毒和灭菌，务必在下午4点前准备好。"

（调配人力，启动应急预案。）

消毒供应中心护士A："根据应急排班的安排，××老师，请先处理这些紧急无菌物品。"

消毒供应中心护士B："好的，没问题！"

（器械基数不足。）

消毒供应中心护士B："护士长，您好！向您汇报，在制作过程中，发现器械库内的××器械不足，导致还有2个气管切开包无法制作，这样会影响下午的发放！我查阅了我院气管切开包的库存动态，建议马上启动院内调配，您觉得如何？"

消毒供应中心护士A："收到，好的，马上启动院内调配机制，请致电耳鼻喉科临时调配2个气管切开包，确保在下午4点将已经灭菌好的紧急无菌物品交给护理部。谢谢！"

消毒供应中心护士B："好的，没问题！"

（与耳鼻喉科电话调配气管切开包。）

消毒供应中心护士B："您好，我是消毒供应中心。我科今天接到护理部的通知，××地区出现台风，需要我院派遣医疗人员前往救助，同时需要携带一些紧急无菌物品，其中气管切开包××个。我科器械仓库内的器械不足，还差2个气管切开包，为了不影响下午4点的发放，我科想先从您科临时调配2个气管切开包，我科会尽快同设备处申领到足够的器械，再返还给你们。请问可以吗？"

耳鼻喉科护士："好的，没问题，您过来取走吧。"

（同护理部交接。）

消毒供应中心护士B："您好，是护理部吗？这里是消毒供应中心，台风派遣医疗队的紧急无菌物品已经灭菌完成，

　　请过来领取，谢谢！"

护理部护士："收到，谢谢！"

（陈瀚熙　杨海轶）

第五节　产房护士行为规范

一、基本行为规范要求

　　1. 护士淡妆上岗，着装整洁，规范地站、坐、行，无不良行为举止。对人有礼貌，多用礼貌用语，使用"您好""谢谢""请"等敬语。尊重患者，称呼规范（根据患者的职业、年龄、性别、职称、嗜好等采用合适的称呼）。

　　2. 门铃响起时马上起身开门接待，不拖拉。急诊孕产妇就诊或产科转入患者时，做到言语亲切、态度和蔼、主动接诊询问孕产妇的主诉，立刻协助其更换室内鞋，主动搀扶其至接诊床或安排好的床位，自觉帮助孕产妇拿随身携带的待产包等物品，报告医生并进行专科检查。

　　3. 进行各项操作前，向孕产妇交代注意事项，说明检查和操作的目的、方法、可能的不适、应对的措施、可能需要的时间等。操作时动作轻柔、熟练、准确，尽量减少孕产妇的痛苦。

　　4. 将呼叫器放置妥当，主动进行自我介绍（"我是×××助产士"），并告知有问题或需求随时呼叫，询问其是否需要家属进行陪产，以缓解孕产妇的紧张情绪。尽量避免让孕产妇独处一室，及时解决孕产妇的需求，呼叫铃响3声内应答（"您好，请问有什么可以帮到您？"），应答后及时处理。

　　5. 送患者到产科病房时应送至产科相应的床位并与护士进行交班。急诊孕产妇暂不收入院者，应向其详细交代离院后的注意事项及下次需要就诊的指征或情况。

6. 护理人员在接待患者和家属办理出生证等事务的咨询、意见、反馈时，应文明礼貌、热情接待并做出解答，要树立"以孕产妇为中心"的理念，对患者的服务做到首问负责、分工不分家、有问必答、态度和蔼、不推诿、不冷漠、不顶撞，不能使用"不知道""不清楚""不归我管"等用语。

7. 接电话使用礼貌用语，传电话不能高声呼叫。响铃3声，必有应答，先说"您好"，后报"产房"。代接电话要尊重隐私、记忆准确、传达及时。工作时间不应玩手机、接打私人电话。

8. 上班不扎堆聊天，声音控制在要求的范围内（以护士站外听不到声音为标准）。工作中做到"四轻"，即走路轻、开关门轻、说话轻、操作轻。不谈论患者的隐私，进行暴露性操作时，注意遮挡。

9. 做到首问/接负责制，及时回应来访者/孕产妇提出的问题。院外转诊孕产妇的电话要做好登记、汇报和追踪。主动、耐心、热情地帮患者解决问题。如当时不能解决问题，应及时与其他护士、护士长、医生沟通，跟进落实，并把结果反馈给患者。不说禁语，如"我不知道""我没空""您自己去问""不是我管"等，不借故推诿。

10. 发现患者情绪变化时，主动询问患者的需求，安抚患者的情绪，向其耐心说明情况，及时帮忙解决问题。如发现不能处理问题，及时上报护士长、住院总及科主任协调解决。

11. 孕产妇病情变化时，每位在岗护士都有责任进行及时和主动的应对处理。孕产妇和新生儿需要抢救时，所有护士都必须服从统一调度投入抢救，不能以任何理由耽误病情。

12. 对于特殊患者（如危重孕产妇、未成年孕产妇、精神异常孕产妇、引产孕妇等），应重点关注、主动询问，尽可能地提供方便和帮助。

二、常见护理场景行为规范要求

（一）急诊接待

1. 语言示范

（1）"您好！这里是产房，请问您是哪里不舒服吗？是有腹痛，还是阴道出血，还是破水了吗？请问您现在怀孕多少周了？请更换室内鞋，用快速手消毒液清洁一下双手跟我来，这是安排给您的床位。请问您是否需要先去卫生间，因为马上要给您听诊胎心或行胎心监测，至少需要20分钟。"

（2）"您好！请问您的名字是？您之前在我们医院产检建过档案吗？请问您的末次月经和预产期是几月几号？"

（3）"您好！您现在的情况是……需要立即办理住院手续，请您的家属马上到产房门口可以吗，我们把入院通知单给您家属去办理住院。"

（4）"××的先生是吗？您好，您太太现在的情况是……需要立即办理住院，请您按照×××的流程办理住院和缴纳急诊费用，办好后请您立即来产房按门铃，入院的一些知情同意书还需要您了解并签字。"

（5）"××您好！现在您的情况是……暂时不需要住院，您可以先回家休息，如果出现规律的××分钟一次腹痛、阴道出血、不自主的阴道流液或其他不舒服就立即来看急诊。"

2. 动作要求

（1）微笑，立即起身开门迎接孕妇，帮孕妇拿行李，指引孕妇入接诊室或病床休息，行动不便者予以帮助（搀扶或提供轮椅或车床转运），做自我介绍和环境介绍，介绍呼叫器的使用方法等。

（2）指引孕妇卫生间方向及告知紧急呼叫器的使用方式，妥善安置孕妇躺下，听诊胎心或行胎心监测，告知其需要的时间，耐心等待。告知家属检查需要等待的时间，有任何问题会及时与其沟通。

（3）询问孕妇是否建立档案，询问预产期及姓名，找到孕妇的产检档案并核实。

（4）查看入院卡是否入住本病区，告知其家属办理入院需要携带的证件，详细告知家属如何办理入院手续。

（5）进行生命体征测量和夫妇双方身份识别认证，进行产检签到/退或入院签到。

（6）坚持首问/接负责制，友善地回答孕妇及其家属提出的问题并做出适当的指引。

（二）检查宣教

1. 语言示范

（1）"××您好！昨晚睡得好吗？昨晚10点到现在有吃东西/喝水吗？现在我帮您抽血检查，进针时会有些痛感，需要您稍微忍耐一下，我尽快完成采血。感谢您的配合，使我们的采血过程非常顺利！现在您可以吃东西了。"

（2）"××您好！您现在入院后需要急诊抽血，因为您之前请求进行药物性分娩镇痛，但必须等您的检验结果出来后，麻醉医生才能评估您的情况以决定是否进行分娩镇痛，现在您可以配合吗？"

（3）"××您好！明天上午您需要到××楼做××检查，到时候输送中心的工作人员会提前到产房，用轮椅/车床接送您进行检查。"

（4）"××您好，您现在做××检查大约需要××时间，请您放松心情，如果有任何不适请您告诉我。"

2．动作要求

（1）动作轻柔，抽血后充分按压局部1～3分钟，整理床单位。

（2）耐心解释检查的目的和注意事项，如孕妇有疑问，应及时解答。

（3）协助孕妇穿衣，整理仪表，动作轻柔，做好管道管理。

（4）孕妇临产入院且要求行药物性分娩镇痛者或需要急诊手术者，办好入院后请医生立即开出检验项目进行紧急抽血，并电话通知检验科急送血标本，追踪检验结果，告知产科医生孕妇要求行分娩镇痛，签署知情同意书，联系麻醉医生，争取机会为孕妇行分娩镇痛。

（三）入院宣教

1．语言示范　"××您好！我是您的责任护士××，请让我给您做入院介绍，有需要您可以按床头呼叫铃呼叫我，我会尽快过来的。"

2．动作要求　向孕妇进行环境介绍和分娩相关知识的宣教，告知分娩方式的选择、待产过程中可能出现的情况和需要的配合，以及宣教需要准备的物品。

（四）陪产宣教

1．语言示范　"××您好，请问您需要家属进入产房陪产吗？可以请您先生进来床边陪伴您待产全程直至分娩。（孕妇拒绝）不用陪产也没有关系，我们助产士会尽量全程陪伴在您身边，有什么需求您也可以直接跟我说，我都会帮您的。中午有订餐吗？待产过程中一定要补充能量才有力气分娩哟！"

2．动作要求　如孕妇不方便，可以协助其大小便、更换护理垫、帮助喂饭，主动为孕妇的水杯添加温水等。

（五）待产宣教

1. 语言示范

（1）"××您好！您现在的宫缩强度和频率都很好，产程进展也非常顺利，请尽量调整好自己的呼吸，放轻松，可以听听轻音乐或者看看视频转移一下注意力。趁您宫缩间歇期没那么疼的时候，尽量吃些食物保存体力。"

（2）"××您好！您现在的宫缩强度/频率欠佳，医生开了缩宫素给您静滴，这个药物需要用恒速泵来控制滴速，因为有些孕妇和宝宝可能会很敏感，导致强直宫缩或胎心减速等危险情况，我们先一点点从最低剂量开始静脉滴注，会根据您的宫缩情况来调整滴速。这个输液泵您不能自行调整，谢谢您的配合！"

2. 动作要求

（1）指导孕妇调整呼吸，可以演示一遍自己的呼吸节奏，让孕妇跟着调整。

（2）告知孕妇可以进食的食物和尽量避免进食的食物及原因，鼓励孕妇多饮水和自行排小便，每2～3小时提醒孕妇自排小便。

（3）使用缩宫素等药物前充分告知孕妇药物的使用目的和注意事项。

（六）分娩镇痛宣教

1. 语言示范 "××您好，请问您想要进行无痛分娩吗？如果需要，您规律宫缩后我们会呼叫麻醉医生为您进行分娩镇痛，能够有效缓解疼痛。"（孕妇拒绝。）"不做镇痛也没有关系，来，跟着我一起呼……吸……我们这里有一些按摩工具，可以帮助您缓解疼痛，我帮您按摩按摩。"

2. 动作要求 向孕妇宣教椎管内分娩镇痛的方式，需要配合的体位、术后活动等注意事项，解释分娩镇痛只能有效缓解疼痛，并不是全程都没有痛感，并且每个人的痛觉阈值并不一样，所以无痛效果因人而异。孕妇拒绝分娩镇痛时，应尊重孕妇的个人意见，指导孕妇使用非药物性镇痛方式，如拉玛泽呼吸法、按摩、热敷等。

（七）产时用力宣教

1. 语言示范　"××，您辛苦了，现在宫口开全了，接下来就是冲刺阶段啦，您还需要再努力一点就能顺利把宝宝分娩出来，您不用担心，有我陪着您。来，跟着我的指导一起做。您做得已经很棒了，用力很有效果，已经可以见到一点宝宝的头发啦，继续加油。"

2. 动作要求　指导孕妇用力时多使用正性、肯定、激励性的语言鼓励孕妇，肯定她的努力，避免使用负性的语言。孕妇用力时必须有人在旁指导，不能将孕妇独自留在房间。陪伴孕妇用力时注意为孕妇擦汗，喂孕妇喝水或功能性饮料以补充能量。

（八）产后宣教

1. 语言示范

（1）"××，恭喜您！宝宝出来啦，睁开眼睛看一看宝宝是男孩还是女孩。"

（2）"××您好！请放轻松，调整好自己的呼吸和情绪，不能太激动，您现在是产后最关键的时候，还需要宫缩好才不会出血太多。"

（3）"××您好！我们现在需要检查伤口和缝针。缝线是可吸收的，不需要拆线，若出院后伤口出现……情况您可以立即来院就诊。"

（4）"××您好，产后您可以进食……食物，注意……不能吃。"

（5）"××您好！宝宝是××时××分出生的，体重××千克，身长××厘米，初步检查外观没有异常，您之后需要注意宝宝的吃奶和大小便情况，有异常要马上告诉我们。"

2. 动作要求

（1）进行专科检查时动作要温柔仔细，不能遗漏检查部位，手术台上的器械、纱布、针线等要清点清楚。

（2）在进行塞纱布、取纱布、缝针等操作前都要做好告知，让产妇做好准备。

（3）缝针时严格遵守无菌原则，多与产妇进行沟通和宣教。产后产妇情绪较不稳定、宣教内容较多时要及时询问产妇的掌握情况。

（九）术前宣教

1. 语言示范

（1）"××您好！因……原因需要急诊为您做手术，大概××分钟后，运输中心的工作人员会来接您去手术室/我们现在直接用车床推您至手术室行急诊手术。现在让我给您做术前准备（皮试、备皮、配血、留置尿管等）好吗？感谢您的配合！"

（2）"××您好！术前请您将贵重物品、现金、首饰、手机等交给家人保管，如有活动假牙请取下来放在凉开水杯内，不要放在热水和盐水内，以免假牙腐蚀或变形。"

2. 动作要求

（1）详细介绍手术前、中、后的注意事项。

（2）做好术前准备，检查手术部位及其他准备工作。交代下一步要做的准备工作。

（3）如家属不在现场，应与另一名护士核对，并做好物品登记和保存。

（十）护理操作

1. 语言示范

（1）"×× 您好！我跟您核对一下信息好吗？请问您叫什么名字？现在我为您做 ×× 操作，可以吗？请问您需要去卫生间吗？您对什么药物过敏吗？谢谢您的配合！"

（2）"×× 您好！现在给您注射，消毒液会有点凉，请放松，不要紧张。"

2. 动作要求

（1）面带微笑，亲切友善，轻声向孕产妇解释，回治疗室准备用物。

（2）认真查对，动作轻柔，准确、熟练地进行操作。

（十一）交接班查房

1. 语言示范

（1）"×× 您好！我是 ××，是您的责任护士，昨晚您休息得好吗？"

（2）"请问您感觉宫缩频繁了吗？大概多久一次宫缩呀？这样的宫缩您还能耐受吗？"

（3）"×× 您好，要是您觉得规律宫缩痛到 ×× 分钟一次或者觉得痛起来想排大便，要马上按铃呼叫我们。呼叫器给您放到枕边了，您按红色呼叫器就可以啦。"

（4）"×× 您好！请问您吃过早餐了吗？一定要吃些食物，才能补充体力，养精蓄锐，生宝宝的时候才有力气的呀。"

（5）"吃完早餐后可以下床活动一下，感觉到宝宝活动了，我们需要给您进行胎心监护。"

（6）"我们在 ×× 时间左右会给您听诊一次胎心情况，您放心休息就好啦。"

（7）"××您好，住院之后也要自行数胎动次数，宝宝在宫内的情况您通过数胎动是最清楚的。"

（8）"您好！请问您叫什么名字？我现在帮您更换补液，这是××药物，作用是……可能出现……不适，这是第×袋，还有×袋。"

（9）"抱歉，您的手肿了，我先帮您把针拔了，您休息会儿，待会儿我再帮您重新穿刺。"

（10）"您好！您想早点完成输液的心情我非常理解。我已经根据药物的性质和您的病情调节好输液速度，每分钟××滴，过快或过慢都会影响治疗效果。为了取得最佳的治疗效果，请您和家属不要自行调节滴速，好吗？如有疑问可按铃呼叫我们过来处理。"

（11）"您好，您今天的补液已经完成了，我现在帮您把针拔掉，过程中可能会有点痛，我会尽量轻点。"

（12）"您好，我是产房的护士长××，非常感谢您对我们的信任。如果我们有做得不够好的地方，请您及时告知我们，希望您对我们的工作多提宝贵意见。谢谢！"

2．动作要求

（1）主动热情，面带微笑。

（2）有针对性地了解患者的病情，尤其是宫缩和产程进展情况，做好相关的健康宣教。

（3）对于胎膜未破的孕妇，鼓励其下床活动，避免长时间卧床休息。

（4）对于胎膜破裂的孕妇，要注意羊水情况和胎头衔接情况，胎头未衔接者嘱其绝对卧床休息。

（5）必要时给孕妇盖被子，注意孕妇的体温情况。

（6）按输液要求巡视孕妇的补液情况，及时更换药液，视情况处理肿胀部位。

（7）帮助孕妇关电视和照明灯，打开地灯，盖好被子。

（8）按规定重新调节输液速度并根据孕妇的情况有针对性地解释，告诉孕妇自行调节滴速的危害性。

（9）拔针后帮孕妇按压针眼，无出血方可离开。

（10）视孕妇情况可适当使用触摸，以增进亲和力和情感交流。

情景示范

情景示范一：一位腹痛孕妇在其先生的搀扶下来产房看急诊

护士："您好！请问有什么可以帮您的吗？"

孕妇先生："我太太肚子阵痛厉害，可能快要生了。"

护士：（接手搀扶孕妇。）"我先帮您换双拖鞋，别紧张，我扶您到床上检查看看，好吗？先生请您在外面稍等，大约需要20分钟，有问题我会随时跟您沟通，您看可以吗？"

孕妇先生："好的好的。谢谢！"

护士："请您躺上这加4床，慢慢来，小心点！"

护士："请问您是在我院产检的吗？"

孕妇："是的，一直都在这里的门诊产检。"

护士："请问您的预产期是什么时间？"

孕妇："预产期是3月8日。"

护士："您已经是妊娠39周多了，我先帮您听诊胎心，胎心是138次/分，很好。"

孕妇："姑娘，我是不是就要生啦？我好害怕！"

护士："请您放心，我们医生已经在查看您的产检资料，我们现在还要帮您轻轻地做一个阴道检查，以了解宫口扩张情况，会有一点点不舒服，请您配合。"

孕妇："好的。"

护士："您做得很好，宫口已经开1指尖了。请问您是什么时候开始有腹痛的？"（一边与产妇交谈一边绑上胎儿监测仪，同时用手触摸宫缩，并交代相关注意事项。）

孕妇："×××（时间）。"

护士："您现在已经是先兆临产的阶段，需要住院监测。要给自己充足的信心哦，我们都一起努力。好吗？"

孕妇："姑娘，谢谢你！"

护士："不客气！请您把身份证给我核对登记。"

护士："我现在请您先生过来办理手续，您先看看我们这里的住院指南吧。如您觉得阴道有水流出或肚子疼得越来越频繁，请您按呼叫铃。我是当班的××护士，我会尽量陪伴在您身边查看您的情况。"

情景示范二：孕妇宫口已经开全，指导孕妇用力分娩

护士："××，您现在宫口已经开全啦，现在我教您怎么用力将宝宝娩出。"

孕妇："啊，那我现在就要生宝宝了吗？"

护士："对呀，每次宫缩到来的时候，您双手抓住产床两边的手柄，像提水一样向上用力，双脚蹬住两边的脚踏，尽量打开大腿，深吸一口气，下巴贴住胸口，眼睛注视腹部，屏气用力。"（指导孕妇用力时，要温柔耐心，每一步骤都协助孕妇将动作做到位。）

孕妇："护士，我做得对不对？"

护士："您做得很好，用力的时候都能看到有一点点扩张，但是您用力的时间再长一点会更好，可以试着用力的时候在心里默数10秒钟。"

孕妇："嗯……"（用力）

护士："对，就是这样用力，宫缩过去之后深呼吸，放松下来休息一下，来，喝口水吧！"（帮助孕妇擦汗。）

孕妇："好累，还要用多久啊？"

护士："是好辛苦，但是不要着急，您的每一次用力，都会让宝宝一点一点下降，宝宝也在跟您一起努力呀。"

孕妇："我没有力气了。"

护士："来休息会儿吧，要不要吃一点巧克力或者喝点功能饮料补充能量呀。您已经很棒了，现在就是冲刺阶段了，很快就能看到宝宝啦。"

孕妇："护士，你帮帮我。"

护士："我们现在准备为您接产啦，加油呀！"

情景示范三：产妇顺产后情绪激动，助产士为其检查伤口缝合情况，一边缝针一边进行产后宣教

护士："××，恭喜您呀，宝宝生出来了，您做得太棒了，但是现在请您一定要放松下来，情绪太激动会影响您产后的宫缩情况。"

产妇："嗯嗯，知道了。"

护士："我现在要为您检查伤口情况，会有些不舒服，请您尽量放松下来。"

产妇："轻一点。"

护士："我动作会很轻柔的，但也要检查清楚才行哦。宫颈完整，阴道口中间裂伤××厘米左右。现在我给您进行伤口缝针。"

产妇："伤口深吗？要拆线吗？"

护士："伤口在正中间，小小的，很浅，但是也需要缝合，缝线是可吸收的，不需要拆线。伤口要保持干燥、清洁，大小便之后要从上往下、从前往后擦拭干净。"

产妇："好的。"

护士："住院期间责任护士会每天进行伤口消毒。出院后如果出现伤口红、肿、裂开，或者分泌物有异味等情况要立即

来医院就诊。"

产妇："好的，我生完能吃东西吗？"

护士："除了人参、鹿茸、当归等活血的药材不能吃，其他食物都可以哦。不过因为有伤口，建议您选择清淡易消化的食物，不要太油腻，保持大便通畅。"

产妇："好的，缝完了吗？"

护士："缝好啦，您刚才太辛苦了，现在休息会儿吧。产后在这儿观察2小时，没有异常，我们会送您到产科病房，回到病房后您要尽量在4小时内把小便排出来。"

产妇："要下床排小便吗？"

护士："建议产后尽早下床活动，有利于恢复，但一定要没有头晕才能下床，要有家人或者责任护士在您身边扶着去卫生间，不能自己一个人去。卫生间有紧急呼叫器，有不舒服一定要及时呼叫！"

产妇："好的好的，太感谢你们了！"

护士："不用客气，您可以再回想一下我跟您说过的伤口、饮食和小便的注意事项，现在不打扰您休息了，呼叫器放在您枕边，有问题您可以按呼叫器，我也会经常过来关注您的情况。"

（陈瀚熙　林燕燕　熊代兰）

第六节　新生儿科/儿科护士行为规范

一、基本行为规范要求

（一）正确着装

遵循各单位、各科室着装要求，如入新生儿重症监护病房要更换专用工作服及室内鞋，帽子完全包裹头发，口罩规范遮盖口、鼻，外出时要更换外出服、外出鞋等。

（二）礼貌接待

接待患儿及其家长应主动、热情、态度诚恳，用心倾听、落实首问负责制，耐心做好相关规章制度和注意事项的介绍。对待患儿要有爱心、动作轻柔、注重人文关怀。护理无语言表达能力的患儿时要注意语言与非语言沟通方式相结合，切不可因为患儿无语言表达能力而没有任何交流的机械操作。

（三）廉洁行医

严格遵守各项规章制度、行业规范，不收受红包及回扣。上班时间不玩手机、不谈论与工作无关的话题、不做与工作无关的事，不迟到、不早退、不脱岗。

（四）保障环境安全

护理工作中严格落实"四轻"，即走路轻、说话轻、关门轻、操作轻。手机尽可能保持静音/振动状态。及时处理各种仪器报警声音，减少噪声污染。集中护理，减少不必要的刺激和干扰。病区环境整洁，物品摆放有序，地面干洁，通道通畅，并定期进行消防安全检查，为患儿创造一个安静、安心、安全的环境。

（五）重视医院感染防控

具有风险意识，严格按照洗手指征规范进行手卫生，认真落实各项医院感染防控制度，保障患儿的安全。

（六）灵活沟通

语气柔和，护理患儿多使用鼓励性语言，注意根据患儿年龄及生长发育特点进行沟通，以建立信任感及良好的护患关系，协助/引导患儿养成良好的行为习惯。严禁以恐吓、威逼利诱或虚假承诺等方式迫使患儿配合各项治疗及护理。

（七）落实基础护理

认真做好基础护理，保障患儿清洁、舒适。入新生儿室探视前，做好探视者身体状况的评估，有呼吸道、消化道、皮肤感染等异常时暂停探视。耐心解答家属对护理相关问题的问询，并联系主管医生向父母、家长详细解答患儿的病情。

（八）规范操作

工作时要集中注意力，严格落实各岗位职责。进行各项诊疗、护理操作时要有慎独精神，规范落实身份查对制度及各项操作规程，同时要熟练掌握护理急救技术及各种急救仪器设备的使用。

（九）密切观察病情

根据患儿的护理级别和病情及时巡视患儿，严密监测其病情变化，有异常及时报告医生并规范处理，保障患儿安全。注意进行各项操作前要向患儿或家长做好沟通，并耐心指导/协助其配合。

（十）完善出院准备

出院前，认真评估患儿病情及出院准备工作的完成情况，如无特殊情况，应认真、规范地做好出院宣教。对于特殊患儿，如行气管切开及肠造瘘的患儿，要提前做好居家护理注意事项及护理操作的宣教与指导，必要时对主要照顾者进行考核，合格后方可安排其出院。

二、常见护理场景行为规范要求

（一）入院接待

1. 语言示范

（1）"××家长，您好！我是宝宝/小朋友的责任护士，我叫××，您可以叫我××，接下来由我协助您办理宝宝/小朋友的入院事宜。请您先坐，休息片刻！"

（2）"××家长，您好！我需要先跟您核对一下身份信息，请问宝宝/小朋友叫什么名字？现在，我给宝宝/小朋友戴上手腕带，这个手腕带非常重要，医生、护士给宝宝/小朋友做治疗、护理时用来核对宝宝/小朋友的身份，以确保安全，所以住院期间请勿取下手腕带。"

（3）"××家长，您好！抱歉，让您久等了！宝宝/小朋友的床位已经准备好了，我带您去房间，给您介绍一下环境、规章制度及住院设施的使用等，请您跟我来。"

（4）"××家长，您好！宝宝/小朋友住院期间，一般是先完成必要的检查以明确诊断，然后确定治疗/手术方案。我们会尽快安排，请您放心！您还有需要我们协助解决的问题吗？"

（5）"××家长，您好！您和宝宝/小朋友在这稍作休息，我去通知医生来看宝宝/小朋友。医生会向您了解宝宝/小朋友近期的情况，并跟您谈谈后续的诊疗计划，您看可以吗？"

（6）（新生儿科身份核对）"××家长，您好！我们一起检查一下宝宝的随身物品、全身情况并核对一下宝宝的身份、性别及手腕带信息，好吗？"

（7）（新生儿科盖脚印）"××家长，您好！您的宝宝是新生儿，我们需要给宝宝盖个脚印，请您核对并按手印和签名。"

（8）"××家长，您好！您每次来医院都要携带您的身份证和送餐卡，方便我们查对身份，您看可以吗？"

（9）"××家长，您好！重症监护病房是不留陪人的，医生会在每周××跟您电话讲解病情，请您保持联系电话24小时通畅好吗？"

（10）"××家长，您好！为了不影响宝宝/小朋友休息，请您将手机保持静音/振动状态，好吗？也不能用手机拍照、录像、录音等，请您谅解！"

（11）"××家长，您好！我们会为宝宝提供清洁的衣服、包被、奶粉及灭菌奶瓶，请您为宝宝准备尿片、湿巾、洁肤液等日常生活用品。我们会为宝宝做好相关的生活护理。如果有我没说清楚的地方，您随时联系我好吗？谢谢您的配合！"

2. 动作要求

（1）主动迎接，面带微笑，热情接待。

（2）认真核对手腕带信息，动作轻柔，手腕带松紧度适宜。

（3）耐心、详细地介绍，实时关注和反馈家长接受的程度，动态调整宣教方式，确保家长能理解和掌握。

（4）主动关注、引导患儿家长说出焦虑与担忧，耐心解答，恰当安慰。

（5）对于危重症患儿，可视情况先让其入室进行必要的诊疗、抢救措施后再进行谈话、身份核对、按脚印（新生儿）等。

（6）及时将患儿的衣物和贵重物品归还家长。

（7）向家长介绍要准备的生活用品时可结合图文清单，方便家长购置，注意不要推荐具体品牌和具体购买店家，廉洁、规范行医。

（二）咨询住院费用

1. 语言示范

（1）"××家长，您好！有什么可以帮到您的吗？"

（2）"请您稍等，我现在去帮您确认住院费用问题。"

2. 动作要求

（1）双手接过清单。

（2）认真核查、确认收费情况。

（3）耐心解答疑问。

（4）发现有错误时，诚恳地向家长道歉，取得其谅解，并立即修正，必要时联系相关部门协助解决。

（三）解答家长疑问

1. 语言示范

（1）"××家长，您好！请您稍等，我现在查询/跟您的主管医生确认一下马上回复您！"

（2）"××家长，您好！您的疑问我记下了，我现在刚好有急需处理的事情，您着急吗？稍后我再来找您好吗？请您稍等，谢谢您的理解！"

2. 动作要求

（1）落实首问负责制，耐心解答。切忌使用"这个我不清楚，您问问别人"等推诿语言。

（2）事情处理完毕后尽快了解清楚并解答，切忌没有下文。

（3）若因为工作忙碌或其他原因而遗忘或耽搁，诚恳地道歉，并马上解决。

（四）医院感染防控宣教

1. 语言示范　"××家长，您好！宝宝/小朋友的抵抗力比较低，如果不注意防范，比较容易发生感染。一旦感染，检查、用药等可能会增加，住院时间可能会延长。所以，我们要养成并保持良好的行为习惯，以下几点还请您多多配合：①您和宝宝/小朋友都要勤洗手，尤其是您给宝宝/小朋友喂药、喂饭前、便前、便后等也要洗手；②餐具、奶瓶等要及时清洗干净、晾干；③生活垃圾及时丢到污物间/垃圾桶，不要放在床边；④宝宝/小朋友的衣服需要每天更换，同时，更换尿布后要清洗小屁股，尿布及时丢至污物间/厕所垃圾桶；⑤宝宝/小朋友的安抚奶嘴或依恋物也要保持清洁、干燥；⑥如果想要跟别的宝宝/小朋友交换玩具，请先问护士是否可以，必要时请护士先帮忙消毒；⑦（陪护病房）住院期间仅允许留1名无消化道、呼吸道、皮肤等部位感染性疾病的家长陪护宝宝/小朋友；⑧若有我没有表达清楚的地方，您随时都可以再问我，您看可以吗？祝愿宝宝/小朋友在院期间治疗顺利、早日康复。我们一起努力给宝宝/小朋友创造一个好的住院环境，非常感谢您的配合！"

2．动作要求

（1）介绍洗手的设施。

（2）指导洗手的方法。

（3）指引污物间/垃圾桶的位置。

（4）耐心解释不能多留陪护的原因及好处。

（5）热情指导、协助陪护家长完成患儿住院期间的生活照料及诊疗配合。

（6）多表扬、鼓励爱洗手、爱喝水的宝宝/小朋友，以及做得好、有进步的陪护家长。

（五）治疗护理

1．语言示范

（1）"××家长，您好！我是宝宝/小朋友的责任护士××，您可以叫我××，现在跟您核对一下宝宝/小朋友的身份信息好吗？请问您的孩子叫什么名字？"

（2）"××家长，您好！现在为您的孩子做××治疗，宝宝/小朋友需要先去卫生间/换尿片吗？"

（3）"××家长，您好！我现在开始给您的孩子打针，注射时宝宝/小朋友会哭闹、易动，请您帮忙像这样摆好体位可以吗？谢谢您的配合！"

（4）"××家长，您好！现在已经打好针了，如宝宝/小朋友有什么不舒服，或有××症状，请您及时按呼叫铃，我们会尽快赶过来帮您，谢谢您的配合！"

2. 动作要求

（1）面带微笑，亲切友善，轻声向家长问询和解释。

（2）认真查对，准确熟练地进行操作。

（3）必要时协助安抚患儿，指导家长摆放体位，注意保持沟通，缓解患儿和家属的紧张情绪。

（4）严密监测患儿生命体征，做好病情观察和相关记录，整理好床单位，协助患儿置于舒适体位。

（5）对于无语言表达能力的新生儿或婴幼儿，也要跟其进行语言、非语言沟通，切不可没有任何交流的机械操作，要注意动作轻柔。

（6）对于反应比较大的患儿，操作完毕，可适当停留，关注和指导家属安抚患儿。

（六）安全宣教

1. 语言示范

（1）"××家长，您好！我是宝宝/小朋友的责任护士××，您可以叫我××，我现在为您介绍一下宝宝/小朋友住院期间的安全注意事项可以吗？"

（2）"××家长，您好！请您看护好您的孩子，如有需要帮忙的请您及时告知我，我也会定期过来看宝宝/小朋友的。"

（3）"××家长，您好！宝宝/小朋友活泼好动，请您上好床档，以免发生坠床事件。请您不要将小件物品放在宝宝/小朋友可以取到的地方，以免导致误吞/误吸。"

（4）"××家长，您好！喂奶后，请竖抱宝宝轻拍其背部，直至宝宝打出嗝，躺着时可以侧卧位（结合病情选择侧卧位方向），并注意观察，以防呛奶、误吸。"

2. 动作要求

（1）向家长耐心讲解科室安全注意事项及患儿可能存在的安全风险，签署护理安全知情同意书，提高家长的警觉性和重视程度。

（2）手把手地示范床档的安放，防患儿坠床，并请家属操作一遍确保家属已掌握。

（3）为小婴儿的陪护家长耐心示范、指导正确的拍嗝手法及体位摆放。

（4）必要时，多途径、多形式地宣教安全、疾病及护理知识，让家长共同参与医疗护理安全。

（5）常巡视、常督导，及时发现安全风险并持续改进，保障患儿安全。

（七）术后返回病房

1. 语言示范

（1）"××家长，您好！您的孩子现在手术结束了，麻醉还未清醒，手术过程很顺利，现在宝宝/小朋友已经转入监护室的××床。您在这里稍作休息，医生看完宝宝/小朋友后，会很快和您讲解宝宝/小朋友的现状和后续的诊疗计划，您看可以吗？"

（2）"××家长，您好！您的孩子暂时不能进食，我们会根据医嘱为您的孩子输注静脉营养液，提供必要的能量和营养，请您放心。有需要随时联系我好吗？"

2．动作要求

（1）态度诚恳，解释耐心，声音温柔。

（2）解释禁食的必要性，床头挂禁食牌。

（3）输液过程中要密切巡视患儿，以防补液外渗，严密监测患儿病情变化及引流情况。

（4）鼓励家长表达内心情绪，耐心解惑、宽慰家长，保持沟通渠道畅通。

（八）接待探视

1．语言示范

（1）（核对身份、确认身份）"先生/女士，您好！请问您想看望哪位宝宝/小朋友？您是宝宝/小朋友的哪位亲属？请您跟我这边走，我带您过去。"

（2）（监护室）"××家长，您好！请稍等，您待会儿要进入监护室看宝宝/小朋友，可以看一下您的身份证吗？我们需要先给您测个体温，可以吗？您有呼吸道、消化道、皮肤等部位的不舒服吗？感谢您的配合！"

（3）（监护室）"××家长，您好！请您先穿好隔离衣，戴好口罩和帽子，穿好鞋套，清洗双手（视病区医院感染防控要求着装）。请您随我来，我带您到宝宝/小朋友床边。"

（4）"××家长，您好！您先陪一会儿宝宝/小朋友，稍后医生会再跟您详细讲解宝宝/小朋友的情况与诊疗计划，好吗？"

（5）"××家长，您好！很抱歉，由于宝宝/小朋友正在进行……治疗，您暂时不方便进去看他/她，请您稍等。等治疗结束后，我再过来领您进去看宝宝/小朋友，您看可以吗？"

（6）"××家长，您好！这是宝宝/小朋友×天的住院费用清单，请您核对，如果有任何疑问，请您一定要告知我，我会尽快核查清楚再回复您，谢谢您的配合！"

2. 动作要求

（1）探视前，尤其是新生儿科的探视，需要确认来访者的身份，并测量体温，询问来访者的健康状况。若有不适合进入监护室进行探视的情况，要及时中止探视，向来访者致歉并耐心解释清楚，取得其谅解。

（2）进入病区探视，根据病区管理要求规范着装。有需要时，将医院感染防护物品依次递给来访者并协助其完成穿戴。对行动不方便的来访者，要专人全程跟随，以及时提供必要的帮助。

（3）床旁责任护士要掌握患儿病情，热情接待探视，耐心讲解护理相关情况。对于患儿的进步及时使用表扬和鼓励性语言。

（4）重视来访者提出的问题和建议，向其耐心地做好问题解答和解释工作，提出的建议及时上报科室，必要时，将结果反馈给来访者。

（5）监护室探视时注意查看患儿用物，有需要补充的，及时告知家长购买、补充。

（6）探视结束，联系主管医生与来访者（患儿父母/监护人/委托人）会面，向来访者详细讲解目前的病情及诊疗计划，并主动将费用清单双手递给来访者（患儿父母/监护人/委托人）。

（九）接收母乳/接待送检查

1. 语言示范

（1）"先生/女士，您好！请问您的宝宝是哪床，宝宝叫什么名字？"

（2）"××家长，您好！我能看一下您的身份证和送餐卡吗？感谢您的配合！"

（3）"××家长，您好！请问这是什么时候挤的母乳？请您稍等，我去登记和分装母乳，马上还给您奶瓶，后续您可以使用母乳袋送母乳。"

（4）"××家长，您好！宝宝现在吃××毫升奶/餐，一天×餐，您分装母乳时可以作参考。"

（5）"××家长，您好！我们已经帮宝宝做好准备了，现在您可以抱着宝宝去做检查了，我跟您核对一下身份信息好吗？请问您叫什么名字？与宝宝是什么关系？身份证可以给我暂存吗？我们现在来核对宝宝信息，宝宝是几床？叫什么名字？男孩还是女孩？来，我们一起看一下两条手腕带。做完检查后，请尽快返回，到时我们再次核对身份信息后会归还您的身份证。谢谢您的配合！"

2. 动作要求

（1）按医院感染防控的相关规定，初步清洁消毒奶瓶或母乳袋外表，规范操作更换奶瓶，做好标识后放入冰箱。检查母乳袋标识是否清晰、齐全，确认无错漏后放入冰箱。

（2）登记床号、姓名、母乳量在母乳登记本上。

（3）送患儿外出检查前，务必检查双手腕带与床头卡，确定患儿身份后抱给已经认真查验过身份的家长，并收取家长身份证。待患儿返回后，再次查验家长身份并归还身份证。

（十）劝探视者离开

1. 语言示范　"××家长，您好，现在探视结束了，我先带您出去，稍后主管医生会过来跟您详细讲解宝宝/小朋友的情况与诊疗计划，我们在外面稍等一下好吗？谢谢您的配合，请您跟我往这边走。"

2. 动作要求　微笑，耐心解说，友善，真诚。

（十一）非探视时间来访

1. 语言示范 "××家长，您好！现在不是探视时间，您是送生活用品吗？我可以帮您拿进去吗？谢谢您的配合！"

2. 动作要求

（1）微笑、致歉、耐心地解说。

（2）双手接过家长送的生活用品。若无特殊情况，送家长至电梯口。

（十二）出院

1. 语言示范

（1）"××家长，您好！我可以看一下您的身份证吗？谢谢您！您要接出院的宝宝是几床？叫什么名字？"

（2）"××家长，您好！宝宝/小朋友可以出院了，真为你们高兴！现在我帮您办理出院手续。"（根据所在医院办理出院的流程，协助办理出院。）

（3）"××家长，您好！请保存好宝宝/小朋友的出院资料，按时给宝宝/小朋友服药并及时回院复诊。出院手续已经办完了，请您带齐宝宝/小朋友的物品，路上注意安全，感谢您这段时间对我们工作的支持，请您慢走，祝宝宝/小朋友健康、快乐地成长！"

2. 动作要求

（1）认真核实家长身份。

（2）耐心指引，协助家长办理出院。

（3）与家长核对宝宝/小朋友的身份、性别并做好交接。未与家长核对患儿身份前不得剪去手腕带，必要时与家长一起检查患儿全身情况。

（4）注意保暖和隐私保护。若宝宝出院后有需要继续居家观察和处理的问题，要认真做好宣教和指导。有条件可规范开展互联网＋延续护理服务。

（5）耐心回答家长的问题，用通俗易懂的语言详细、规范地介绍合理喂养、安全用药、居家护理注意事项等内容，做好出院宣教。

（6）对于家长提出的疑问应认真解答。对于不确定的内容，与第二人确认、核对后再回答，医疗问题由医生解答。

（7）礼貌送家长至电梯口。

情景示范

情景示范一：入院时

护士："先生/女士，您好！请问有什么能帮到您的吗？"

患儿家长："我宝宝黄疸要住院。"

护士："好的，您办好入院手续了吗？"

患儿家长："办好了。"

护士："好的！我是宝宝的责任护士，我叫×××，您可以叫我××。接下来由我来协助您办理宝宝入院事宜好吗？您请坐！我们先测个体温。"

患儿家长："好的。"

护士："感谢您的配合！我们现在核对一下宝宝的身份信息，请问宝宝叫什么名字？男孩还是女孩？"

患儿家长："他还没有取名字，用的妈妈的名字，叫李××，男孩。"

护士："好的，没问题的，等您取好名字，我再协助您更改住院信息。李××是吗？您核对一下这个手腕带上的信息是否正确，然后我们一起看一下宝宝性别。"

患儿家长："嗯，都是对的！"

护士："好的，我给宝宝戴上手腕带，手腕带是医生、护士给宝宝做治疗、护理时核对身份的凭证，等会儿到了监护室，我们还会双人查对，再戴上一条。出院时我们会跟您再次核对身份后一起摘掉的。"

患儿家长："宝宝戴着这个会不会不舒服？"

护士："您放心，这个材质很软，我们也会给他留一指空间，不会紧紧地勒住他的。每次诊疗、护理及交接班，我们都会核对和查看其舒适度的。"

患儿家长："好的，谢谢你们！"

护士："您客气了，谢谢您的理解！现在，我们再盖个宝宝的脚印和您的指印，也是用来核对身份的，出院时也需要再盖一次。"

（盖完脚印和指印。）

护士："谢谢您的配合！我先抱宝宝进去，安排他入院，等把宝宝安顿好了，我和主管医生会分别来跟您介绍住院期间的注意事项、宝宝病情、诊疗计划及需要您配合的事情好吗？请将入院资料都交给我，谢谢！"

患儿家长："好的。"

护士："谢谢您的配合！请您喝杯水，在这里稍作休息，好吗？"

患儿家长："好的。"

护士："××宝宝家长，您好！抱歉，让您久等了，现在医生正在看宝宝，我先向您介绍住院期间的注意事项及需要您配合的事情好吗？"

患儿家长："好的。"

护士："感谢您的配合！这是住院须知，包括母乳和疫苗注射等相关注意事项，您先看一下，我会逐项向您讲解的。这是您需要给宝宝准备的生活用品清单及手卫生的科普材料。接下来，我们先看住院须知，我跟您逐项说一下……所有这些内容，还有我没有讲清楚的吗？"

患儿家长："谢谢，我都清楚了。宝宝情况怎么样，严重不严重啊？大概何时能出院？"

护士："请放轻松，您先别着急，医生看完宝宝后就会马上过来向您详细了解宝宝近期情况的，也会介绍宝宝的初步评估结果和诊疗计划，所有病情方面的问题，到时您一并问询医生好吗？"

患儿家长："好的，谢谢，你辛苦啦！"

护士："不客气，这是我应该做的！感谢您的理解与配合！请您稍等。"

患儿家长："好的，谢谢！"

护士："不客气！您有需要随时可以联系我。"

情景示范二：探视时

护士："先生/女士，您好！请问您是哪床宝宝的家长？宝宝叫什么名字？"

患儿家长："3床，李××。"

护士："好的，能看一下您的身份证及送餐卡吗？"

患儿家长："好的！这是身份证和送餐卡。"

护士："感谢您的配合！"

（查验身份证与本人、送餐卡信息是否相符及有无在有效期内。）

护士："我们先测个体温好吗？您最近有无罹患呼吸道、消化道、皮肤等部位的疾病？"

患儿家长："没有。"

护士："好的，那我们可以进去看宝宝了。我们现在要进监护室，请您先穿好隔离衣，戴好口罩、帽子，穿好鞋套，清洗双手。好的，可以了，请您随我来。"

护士："先生/女士，您好！3床是吗？再跟您核对一下，宝宝叫什么名字？是男孩还是女孩？"

患儿家长："是的，3床，李××，男孩。"

护士："好的，没错啦，您现在可以陪他一会儿了，可以跟他说说话、握握手等。"

患儿家长："宝宝情况怎么样？"

护士："护理方面，宝宝今天表现得很棒，吃奶吃得不错，大小便也可以，体温、心率、呼吸、血压都稳定……您先陪一会儿宝宝，我去请宝宝的主管医生向您详细地讲解病情和诊疗计划，可以吗？"

患儿家长："好的，谢谢！"

护士："不客气，是我们应该做的！"

护士："××宝宝家长，您好！不好意思，探视时间差不多了，让宝宝休息一下，我们先出去吧。"

患儿家长："好的，辛苦你们了！"

护士："您客气了！感谢您的配合！请您放心，我们的目标都是一样的，一起努力帮助宝宝尽快出院，早日回家跟爸爸、妈妈团聚！您有什么问题或需要帮助的，都可以随时联系我们好吗？"

患儿家长："好的。宝宝，爸爸/妈妈下次再来看你。"

护士："宝宝要加油哦！××宝宝家长，请这边来，我带您出去，请您再稍等一会儿，主管医生马上就过来跟您讲解病情和诊疗计划。"

患儿家长："好的。"

情景示范三：出院时

护士："先生/女士，您好！您要接宝宝出院是吗？"

患儿家长："是的。"

护士："好的，您要接的宝宝是几床？叫什么名字呢？"

患儿家长："3床，李××。"

护士："好的，能看一下您的身份证及送餐卡吗？"

患儿家长："好的，这是身份证和送餐卡。"

护士："感谢您的配合！"

（查验身份证与本人、送餐卡信息是否相符及有无在有效期内。）

护士："××家长，您好！××宝宝康复得不错，今天可以办
　　　理出院了，真为你们高兴！宝宝衣服和住院押金单（自
　　　助缴费无须押金单）带来了吗？衣服可以给我吗？"

患儿家长："都带了，在这里，衣服给你，辛苦帮忙给宝宝穿
　　　上吧！"

护士："好的，请您稍等，我把衣服先拿进去，然后把结账资料
　　　拿给您，您先去办出院手续可以吗？"

患儿家长："好的，谢谢！"

护士："不客气！辛苦您稍等一下，我们尽快办理！"

患儿家长："好的。"

护士："××家长，您好！这是宝宝的出院通知单及出院处方，
　　　您核对一下是否是您宝宝的名字？"

患儿家长："嗯，没错，是我家宝宝的。"

护士："好的，现在我跟您说一下如何办理出院结算和取药吧？"

患儿家长："好的，谢谢！"

护士："不客气，这是我应该做的！"

（根据医院办理出院的流程进行病区/自助结算，以及出院带药
发回病房或到指定地点结账组结算、取药等情况，给予相应的
指引和协助。）

患儿家长："××护士，我们出院手续办好了。"

护士：（确认已办好无误，药物已取回/送回。）"好的，请您稍
　　　等，我去带宝宝出来。"

患儿家长："好的。"

护士：（推移动小床带宝宝出来。）"××家长，您好！很抱歉，让您久等了，我们一起核对一下宝宝的身份、手腕带信息吧，您要接的是几床宝宝？叫什么名字？男孩还是女孩？"

患儿家长："3床，李××，男孩。"

护士："好的，我们一起看一下两条手腕带的信息吧？3床，李××，男孩，两条手腕带信息都是一样的，无误，您确认一下？"

患儿家长："对的对的！"

护士："好的，那我们一起打开尿片看一下宝宝的性别。"（注意周围环境与隐私保护，轻轻打开尿片。）"××家长，您好！您看一下，是男孩对吗？"

患儿家长："是男孩，没错！"

护士："好的，那我们把两条手腕带摘除，然后按个脚印，您确认无误的话，就签名和按手印好吗？"

患儿家长："好的，可以了。"

护士："谢谢您的配合！接下来，我们开始一一讲解居家照护相关的内容，我有没讲明白的或者您有其他问题随时可以问我，可以吗？"

患儿家长："好的。"

护士：（根据出院宣教资料结合宝宝情况，逐一进行健康宣教，耐心解答患儿家长的疑问。）"××家长，您好！回家后相关注意事项就是这么多了，这是宝宝的出院小结、诊断证明，您到结账组盖章，这是宝宝出院后的康复指引，您也一起保存好，出院小结上也注明了服药时间、剂量及复诊时间和地点等。您还有需要我们帮忙解答的问题吗？"

患儿家长："没有了，你讲得已经很细致了，之后我若有疑问还可以咨询吗？"

护士："可以，科室电话也写在出院小结上了，您随时可以打电

话。另外，出院1周内我们也会打电话向您了解一下宝宝
情况的，您注意接听电话，若有疑问也是可以问的！"

患儿家长："那就太好了，感谢你们，太辛苦你们啦！"

护士："您客气了，这都是我们应该做的。出院手续到此已经全
部办完了，您带齐宝宝的物品，收好这些资料，路上注
意安全。也非常感谢您这段时间对我们各项工作的支持，
请您慢走，祝宝宝健康、快乐地成长！"

（协助患儿家长收拾物品、抱稳宝宝并送其至电梯口。）

（陈瀚熙　赵丽洁）

第七节　消化内镜中心护士行为规范

一、基本行为规范要求

1. 主动、热情、面带微笑地接待就诊者及陪同人员。

2. 着装符合要求，手术衣整洁、合体，正确佩戴医用帽子
和医用防护口罩，做好手卫生。

3. 认真做好患者术前准备和查对工作，使用文明礼貌用
语，语言亲切、态度诚恳，一视同仁地对待所有就诊者。

4. 诊疗前认真查对检查项目及患者身份，询问患者的既往
史、近期用药情况及既往检查结果。

5. 诊疗过程中密切观察患者的病情变化，对清醒患者使用
鼓励性语言，指导患者配合诊疗。认真配合操作医生完成诊疗
工作，不讨论与病情无关的话题，不谈笑嬉戏，更不能置患者
于不顾，让患者缺乏安全感和信任感。发现出血或异常病灶时，
保持安静，不与操作医生低声谈论，避免造成患者不必要的恐
慌。诊疗过程中做好患者的保暖及隐私保护工作。

6. 诊疗结束后，协助患者清理污物，整理衣裤，盖被保暖，送复苏区休息，与陪同人员做好交接。

7. 患者清醒后，向患者及陪同人员交代诊疗后注意事项，进行相关的健康知识宣教。

8. 遵守医院和科室规章制度，上班时间不玩手机，不在检查期间谈论与工作无关的话题，不泄露患者的隐私及病情。

9. 护理工作中做到"四轻"，即走路轻、说话轻、关门轻、操作轻。

二、常见护理场景行为规范要求

（一）接诊

1. 语言示范

（1）"先生/女士，您好！这里是消化内镜中心，请问有什么可以帮到您？"

（2）"请您根据指引先在自助报到机取号，然后等候叫号，交检查申请单。"

（3）"请您详细阅读知情同意书，如无疑问，请签署您的姓名及日期。"

（4）"胃肠镜检查过程中如果发现小息肉可立即治疗，您是否同意？治疗后会产生相关的费用，可于诊疗结束再补交费用。"

2. 动作要求

（1）起立、面带微笑。

（2）指导患者如何报到、取号。

（3）按号呼叫患者到接诊处交单。

（4）指导患者及陪同人员签署检查知情同意书。

（5）指导患者或其家属签署治疗知情同意书。

（二）术前准备

1. 语言示范

（1）"您好！请问您叫什么名字？请将您随身携带或佩戴的贵重物品交给家属保管，如有活动假牙请一并交给家属。您此次来做什么检查？您是否已按检查要求做好准备？3小时内有无饮水？肠镜检查有无喝泻药？最后排出来的是否是清水样便？您既往有无高血压、糖尿病、心血管疾病？您7天内有无服用任何药物？您既往有无药物/食物过敏史？待一切准备就绪，我们会尽快安排诊疗。"

（2）"×先生/女士，您好！这是检查便签，要贴在左手背，这是去除胃内泡沫的药剂，请您现在全部喝下。然后请您更换肠镜裤，有孔洞的在后面，不穿内裤。更换好肠镜裤后到准备区按照先后顺序就座。"

（3）"×先生/女士，您好！现在为您做麻醉评估，鉴于您有食物反流的症状，此次检查不适合做麻醉，您需要在清醒的状态下含服局部麻醉药物进行检查。"

（4）"×先生/女士，您好！这是为您准备的检查车床，请您将随身物品放入床侧，鞋子放在检查车床的下方，躺好后我会为您盖好被子。"

（5）"×先生/女士，您好！您不适宜全身麻醉，这是表面麻醉剂，请您含服时头部后仰，下颌抬高，尽量含在咽喉处，5～10分钟再慢慢咽下。"

2. 动作要求

（1）双手持检查单认真核对患者姓名、年龄、检查项目，知情同意书是否签署；将打印好的检查便签贴在患者左手背。

（2）取检查裤交于患者，右手掌心朝上与腰部持平，指引患者入更衣室/洗手间更衣。

（3）指引患者就座，待麻醉医生/护士评估。

（4）持检查申请单指引患者上检查车床，并为患者盖好被子，上好护栏。

（5）将检查申请单及病历置于患者床头枕下。

（6）开启利多卡因胶浆，将吸管插入瓶内，指引患者将胶浆全部吸入口中，平卧后抬高下颌，将胶浆含在近喉咙处5～10分钟。必要时加含一次药物。

（7）近诊间走廊处按诊疗先后顺序摆好检查车床。

（8）按顺序推送患者入检查间，按检查需求和医生操作习惯摆放检查车床。

（三）检查室

1. 麻醉胃肠镜检查

（1）语言示范

1）"您好！请问您叫什么名字？您的年龄？您此次检查的项目是什么？您既往有无高血压、糖尿病、心血管疾病？您7天内有无服用任何药物？您既往有无药物/食物过敏史？您以前有无做过腹部手术？"

2）"×先生/女士，您好！我是全程协助您诊疗的护士××，您的检查是在无痛状态下进行的，等一下用药后您会入睡，诊疗结束不久您会苏醒，请您放心。现在请您左侧卧位，双腿弯曲，张口咬住胃镜检查用咬口，然后闭上双眼，睡醒一觉检查就会结束了，现在请放松、深呼吸。"

（2）动作要求

1）双手持检查单与检查医生一起核对患者身份、年龄、检查项目。核对检查姓名便签及输液瓶签。

2）再次询问病史、用药史、过敏史及体重。

3）介绍自己，指导患者摆放体位。

4）安放咬口并用胶布固定。麻醉患者要闭合双眼，闭合不全时用纱布覆盖。

5）吸氧，接心电监护仪监测血氧饱和度。

2. 普通胃肠镜检查

（1）语言示范

1）询问病史同前，自我介绍同前。

2）"×先生/女士，您好！您是清醒状态下做胃镜检查的，诊疗过程中可能会有恶心、呕吐等不适，请您尽量放松，用鼻子慢慢深呼吸，检查过程中若有口水可让其自然流出，不要吞咽。现在请您左侧卧位，张口咬住胃镜检查用咬口，千万不要吐出来或者伸手拔镜。如您无法忍受可摆手示意，相信您会配合得很好。"

3）"×先生/女士，您好！您是清醒状态下做肠镜检查的，诊疗过程中需要注入肠腔气体，您可能会有腹痛等不适，为了保证操作医生顺利进镜至大肠末端，检查过程中可能需要我帮您按压腹部，以便医生进镜，请您尽量放松。如果不能耐受检查您可以告诉我们，相信您是可以配合好的。"

4）"×先生/女士，您好！诊疗已经结束，您配合得很好，让我帮您取下咬口，这是纸巾，您可以用来擦口水，谢谢您的合作！"

（2）动作要求

1）核对身份、询问病史及自我介绍同前。

2）站于患者身后，协助固定咬口、入镜。

3）调整肠镜裤，将孔洞对着肛门，方便医生操作。

4）盖好被子，做好保暖，保护患者隐私。

5）配合操作医生进行相应的诊疗。

6）检查结束，拆除咬口，清理分泌物，协助患者整理衣裤。

7）做好内镜床侧预处理，并将其送至洗消间进行再处理。

8）做好用物整理及垃圾分类。

9）待医生书写诊疗报告，打印病理条码，核对正确后进行粘贴。

（四）复苏区

1. 语言示范

（1）"×先生/女士，您好！您此次诊疗已结束，辛苦啦！"

（2）"×先生/女士，您好！胃镜检查1小时后方可饮水、进餐，您这两天尽量食用温凉的粥或面，少食瓜果蔬菜及粗纤维食物。"

（3）"×先生/女士，您好！肠镜检查后通常有腹痛的现象，这是诊疗过程中充气所致，不必担心，通常多排气并顺时针按摩腹部可缓解。"

（4）"×先生/女士，您好！您今天进行的是无痛诊疗，因此，今天不能开车，也不能进行高空作业，回家后尽量休息，今天不适宜做重大决策。"

（5）"×先生/女士，您好！等一下还需补交后续诊疗费用，您可以在等候区稍事休息，等工作人员录入电脑后会呼叫您的名字并指引您交费。"

（6）"×先生/女士，您好！您补交费用后，请将相关单据交至内镜中心接诊处，内镜完整报告请于5个工作日后到医院门诊的自助终端处打印。您也可以关注我院公众号，在线查看电子报告。"

2. 动作要求

（1）送患者至复苏区休息。

（2）将写好收费明细的内镜诊疗单与病理单交至前台。

（3）交代患者及陪同人员注意事项，根据诊疗操作项目进行相应的健康宣教。

情景示范

情景示范：一位已预约胃镜检查的先生来到内镜中心

◆　接诊处

接诊处护士："先生您好！这里是消化内镜中心，请问有什么可以帮到您？"

患者："我预约了今天早上8点做胃镜检查，这是我的申请单。"

接诊处护士："请您先到门口的自助取号机取号，然后听工作人员叫号，再将检查申请单、验血报告等资料带过来，完善资料签署后，我们会按顺序叫您入准备区准备。"

◆　准备区

准备区护士："请问您以前做过胃镜检查吗？"

患者："哦！没有做过胃镜检查，这是第一次，听说很疼，我很害怕。"

准备区护士："您的担心我很理解，但是不用害怕！我们检查室里会有护士一直陪着您，教您怎样配合检查、减轻不适。检查之前，您先喝一杯去泡剂，然后再含服10毫升的局麻药，这样可以减轻您的咽喉部刺激反应。胃镜检查时间不长，只要您配合好，坚持一会儿，很快就结束了。"

患者："好的！听你这么一说，我没那么害怕了！"

准备区护士："请您将申请单、既往检查报告和近期验血报告交给我，内镜诊疗时医生需要参考。您昨晚10点到现在有没有喝水或吃东西？"

患者："没有。"

准备区护士："好的！请跟我进来做准备，贵重物品和活动假牙请交给陪人保管。这是去泡剂，需要您全部喝下以去除"

胃内的黏液及泡沫，让医生检查时看得更清楚。这是候诊椅，请您按序就座，一会儿由护士指引您到检查间。"

患者："好的！"

准备区护士："请问您对什么药物过敏吗？没有，好的！这是局部麻醉药，请您全部吸入口中，含在咽喉部，含时下颌抬高，头部后仰，5～10分钟后慢慢吞下。这药有点苦味，吞下后舌及咽部会有一种麻木的感觉，这是正常的局麻作用，请不要担心。"

患者："好的！"

准备区护士：（5分钟后）"好了，现在请您慢慢吞下局部麻醉药。"

◆ 检查室

检查室护士："您好！请问您叫什么名字？我是××护士。胃镜检查过程中会有恶心、呕吐等不适，请您尽量放松，用鼻子慢慢深呼吸，检查过程中有口水可自然流出，不要吞咽。只要您配合得好，检查很快就会结束。现在请您左侧卧位并张开口，咬住这个口垫，我用胶布给您固定一下，然后医生会给您做胃镜检查。检查过程中如不能耐受可挥手示意，不过，我相信您会配合得很好。"

患者："嗯嗯！"

检查室护士：（医生入镜）"×先生，现在医生开始给您做检查，胃镜经过咽喉部时，恶心、呕吐等不适症状最明显，现在请您做一下吞咽动作，好了，配合得很好，胃镜已经进入食管，请您放松，用鼻子慢慢深呼吸，口水自然流出，尽量不要呕吐和吞口水，否则您会被呛到的。"

患者：（按护士提出的要求做。）

检查室护士：（医生要求做活检。）"我现在给您做活检，钳少许组织出来化验，不疼的，您放心！好了，检查结束了，您配合得很好，谢谢您的合作！让我为您取下咬口，擦干净分泌物。您辛苦了！休息一下，一会儿我推您去复苏区休息。请您1小时后先喝一口水，如果没有呛咳才可以吃东西。由于医生给您做了活检，请您今天进食稍冷的半流质食物（如粥或面、鸡蛋羹等），预防活检处出血。"

◆ 候诊区

候诊区护士："请您到候诊区休息，等候接诊处叫名字再去补交病理化验费及治疗费。交费后，麻烦您将相关单据交回接诊处。请于5个工作日后到医院门诊的自助终端处打印内镜完整报告。您也可以关注我院公众号，在线查看电子报告。如有疑问，您可以致电科室进行咨询，谢谢！"

患者："我记得了，谢谢！你们真好。"

候诊区护士："×先生，感谢您今天的配合！如果我们的工作还有哪些需要改进的地方，请留下您宝贵的意见或建议，我们将努力改进、不断进步。请您慢走！"

（陈瀚熙　李良芳）

第八节　血液净化中心护士行为规范

一、基本行为规范要求

1. 着装规范，具有热情周到的主动服务意识。
2. 语言规范准确，语调平稳亲切，交流内容简洁明确。
3. 微笑服务，不带情绪上岗。
4. 用心服务，忌视若无睹。
5. 称呼要看对象，顾身份。

6. 礼仪动作要适度，如点头、注目、握手等。

7. 不议论患者隐私，不在工作场所大声喧哗。

8. 行护理操作时不与他人闲聊。

9. 认真倾听患者及其家属的诉求，耐心解释，及时处理，详细记录相关意见及建议。

10. 想患者所想，急患者所急，及时提供帮助。

11. 针对各类专科护理操作及治疗，应按规范的流程和指引提供护理服务，密切观察及巡视。

12. 有预见性地防范透析过程中的急性并发症，避免发生严重后果。

13. 对老年人或其他行动不便的患者应及时提供协助。

14. 患者有抽血或其他检查时，应主动告诉患者检查结果。

15. 对新入血液净化中心的患者，护士长和当班组长应第一时间面见患者，给予入科宣教。

16. 对每一位维持性血液透析（下文简称"血透"）患者，应分配全程追踪的责任护士，向患者派发《居家自我管理手册》。

17. 给予患者个性化指导，关注患者病情进展并及时反馈主管医生。

18. 接诊透析患者时，应亲切问候，及时安排透析床位，引导其上机。

19. 为患者进行透析治疗时，应全面评估患者，了解其透析间期的身心状况。

20. 透析治疗中要关注患者需求，注意对年老体弱者要加强保暖，协助其取舒适体位，关注进食安全。

21. 对疑难内瘘要做好评估，如可穿刺，需征得患者的同意。

22. 内瘘穿刺失败须及时致歉并做好解释，指导患者后续处理，必要时请其他高年资护士穿刺。

23. 操作过程中应注意保护患者的隐私。

24. 向透析患者和家属解读每季度的检验评估结果，寻找不达标项目的原因，做好相关的宣教，按时提醒患者复查。

二、常见护理场景行为规范要求

（一）接待咨询的患者

1. 语言示范　"先生/女士，您好！请问有什么需要帮助吗？您稍等一下，我为您找医生过来看您。"

2. 动作要求　面带微笑，主动迎接，语言亲切，耐心回答患者的咨询。

（二）前台预约挂号

1. 语言示范　"先生/女士，您好！请问有什么需要帮助吗？您之前打电话预约过吗？请您出示您的身份证和诊疗卡。我给您挂号。给您预约了×点××组做血透治疗，请您按时过来，如果您临时有事不能按时来透析，请您提前半天以上打电话告知，谢谢！"

2. 动作要求　热情接待，耐心解释，正确指引患者办理流程和注意事项。

（三）入室介绍

1. 语言示范　"您好！我是您今天的主管护士××，请问如何称呼您？您今天感觉如何？现在给您介绍科室的规章制度和注意事项。如果我有没说清楚的请及时提出来，谢谢！"

2. 动作要求

（1）自我介绍时态度要亲切，说出自己的名字。

（2）介绍时面带微笑，注意自己的语调、语速和患者的接受程度，适时做出调整，保障沟通效果。

（四）血透治疗前

1. 语言示范 "您好！我是您今天的主管护士，我叫××。请问您叫什么名字？今天由我为您做血透治疗，请您先称体重，现在为您测血压，请躺好，保持安静。接下来为您做透前评估，以便设置您今天的治疗参数。其间您有任何疑问和不舒服的时候，请一定马上告知我。"

2. 动作要求

（1）面带微笑，语言亲切，做详细的评估，如神志、入室方式、透前体重、尿量、有无出血、睡眠等。

（2）了解患者的相关情况，如有特殊情况要汇报给医生。

（五）开始血透治疗

1. 语言示范

（1）"×先生/女士，您好！现在我要为您进行内瘘穿刺/开管，您准备好了吗？您放轻松，很快就好啦！"

（2）"×先生/女士，您好！治疗已经开始了，现在是××点，您的治疗大约在××点结束，其间您有任何不舒服，请随时告诉我们，谢谢您的配合。"

2. 动作要求

（1）动作轻柔，按照血管图做好内瘘评估。对导管患者要做好导管周围皮肤评估和导管外露情况评估。

（2）语气温柔，动作轻柔，认真核对参数，检查管路密闭性，协助患者盖好被子。

（六）血透治疗中

1. 语言示范

（1）"×先生/女士，您好！现在有没有感觉不舒服的地方？如有头晕、胸闷、冒汗、气紧等症状，请马上告知我，我会马上帮助您！"

（2）"×先生/女士，我需要打开治疗巾看看您的内瘘穿刺伤口/导管伤口有无渗血，您同意吗？"

（3）"×先生/女士，现在您已经超滤了××毫升水，感觉怎么样，有什么不舒服吗？"

（4）"×先生/女士，您的血压有点高，您感觉怎么样？我现在为您调整一下钠浓度和机温，过半小时再为您复测一次。"

2. 动作要求 语气温柔，动作轻柔，眼神对视，同时认真观察患者的神情和体征。

（七）血透治疗后

1. 语言示范

（1）"×先生/女士，您好！今天的治疗时间已经到了，一共脱水××毫升，现在我要为您下机，您感觉如何？如果您是初次做血透，可能会有头晕、呕吐，这是正常现象，休息一会儿就会好的。"

（2）"×先生/女士，您好！您的穿刺点今天不要碰水，20分钟后在不出血的情况下可拆除止血压迫粒。请每天触摸内瘘震颤情况，如果发现内瘘震颤消失，请马上回医院处理。"

（3）"×先生/女士，您好！如果没有不适，请您坐起来休息2分钟，再把脚放下来在床边坐2分钟，如无不适，再轻轻下床穿好鞋子。我现在带您过去称透后体重。请慢走，在家如有不适请及时回医院处理。"

2. 动作要求

（1）扶起患者坐起，注意安全，防止跌倒，语气温柔。

（2）治疗后指导患者做好内瘘或导管的维护及居家注意事项等。

（八）健康教育

1. 语言示范 "×先生/女士，您好！我是您的责任护士××，看了您最新的抽血评估结果，结合您目前的状况，需要给您介绍一下相关的知识，时间大约需要15分钟，请问您同意我现在给您介绍吗？"

2. 动作要求 用通俗易懂的语言多次介绍患者目前存在的问题和应该采取的对策，包括疾病相关知识、饮食、用药、活动、居家注意事项等。

（九）患者行动不便

1. 语言示范 "×先生/女士，您好！让我来帮您好吗？"

2. 动作要求 主动迎前询问，耐心倾听，及时帮助患者解决问题。

（十）患者翻身

1. 语言示范 "×先生/女士，您好！您现在同一个姿势躺得太久了，是不是有些累？为了让您感觉舒适和预防压疮的发生，我来协助您翻身好吗？"

2. 动作要求

（1）按规范操作翻身，动作轻柔，观察局部受压情况。

（2）翻身时注意避免透析管路受压或打折，严防穿刺部位肿胀及脱针、脱管。

（十一）患者查账

1. 语言示范 "×先生/女士，您好！让我再次核对一下，好吗？"

2. 动作要求 再次核对，确定无误，告知患者。如有错漏，立即致歉并解决。

（十二）办理医保月结

1. 语言示范　"×先生/女士，您好！本月医保结账截止日期是本周××，请您及时到××窗口办理，以免影响后续治疗，谢谢您的配合！"

2. 动作要求　定时主动提醒患者进行月结，态度诚恳，语气温柔。

（十三）内瘘穿刺失败

1. 语言示范　"×先生/女士，您好！对不起！穿刺不成功，增加您的痛苦了，请稍休息，让我请更有经验的老师为您穿刺。"

2. 动作要求　按照操作流程操作，若回血不畅或肿胀，要及时处理。

（十四）机器报警处理

1. 语言示范　"×先生/女士，您好！请不要担心，××问题已处理好。"

2. 动作要求　快速判断机器报警原因，及时处理。

（十五）血透中患者进食

1. 语言示范　"×先生/女士，您好！因为卧床进食不利于吞咽，有误吸的风险，我来帮您摇高床头，这样可以使您进食更安全。需要我帮您打开外包装吗？请您侧身进食，细嚼慢咽，在口腔内还有食物时不要和他人说话，不要分心，以确保进食安全。"

2. 动作要求

（1）固定好血路管道，摇高床头。

（2）患者进食过程中须在患者床旁守护，直至其进食完毕。

（十六）透析导管抽吸不畅

1. 语言示范

（1）"×先生/女士，您好！您的透析导管可能因为位置或血栓问题暂时不够通畅，我需要帮您再次消毒后轻轻转动一下导管。我会尽量小心，避免您产生明显的疼痛，请您放心！"

（2）"×先生/女士，您好！您的导管转动后还没有足够的血流量，我需要请医生过来看看，这种情况是留置导管常见的问题，一般可以马上处理好，请您放心！"

2. 动作要求

（1）揭开胶布要小心谨慎，避免损伤皮肤。

（2）皮肤菲薄患者使用纸胶布固定。

（3）消毒伤口和导管要严格到位。

（4）转动导管时要固定好管翼，动作轻柔，避免牵拉缝线。

（5）流量仍欠佳者需再次消毒，覆盖敷料，初步固定导管，马上联系医生处理，同时注意安抚患者、做好保暖、保护其隐私等。

（十七）血透导管溶栓

1. 语言示范

（1）"×先生/女士，您好！您的导管可能有血栓形成，现在我需要再次向您确认近日有无伤口出血，有无血尿、黑粪、皮肤黏膜瘀斑或出血点等情况。"

（2）"×先生/女士，您好！我还要确认您有无尿激酶过敏史？如果没有，我现在按医嘱给您使用尿激酶溶栓，溶栓时间大约为半小时。溶栓过程中请您安静休息，不要牵拉管道，不要抠鼻子或抓伤皮肤等，以免导致出血而影响溶栓治疗的开展。"

2. 动作要求

（1）溶栓前严格做好病情评估。

（2）配药时严格执行无菌操作。

（3）紧密连接导管后开始溶栓，溶栓过程中密切观察患者有无不适，有无伤口出血等。

（4）溶栓完毕，确认导管通畅后给予上机治疗。

（十八）动静脉内瘘血栓形成

1. 语言示范

（1）"×先生/女士，您好！您的动静脉内瘘未能触摸到震颤和听到血管杂音，可能是有血栓形成，发生了堵塞，暂时不能穿刺上机。您先不用担心，我现在请医生过来帮您检查和进一步处理。"

（2）"×先生/女士，您好！医生检查到您的内瘘确实堵塞了，需要给您使用尿激酶溶栓，现在我需要再次向您确认近日有无伤口出血，有无血尿、黑粪、皮肤黏膜瘀斑或出血点等情况？我还要确认您有无尿激酶过敏史？如果都没有，我现在按医嘱给您使用尿激酶溶栓，溶栓时间约××小时。溶栓过程中请您安静休息，不要牵拉管道，不要抠鼻子或抓伤皮肤等，以免导致出血而影响溶栓治疗的开展。"

2. 动作要求

（1）发现内瘘堵塞需立即呼叫医生，查找发生内瘘堵塞的原因。

（2）安抚患者。

（3）与医生确认穿刺点后穿刺内瘘，连接药物开始溶栓。

（4）溶栓过程中密切观察患者有无不适，穿刺口有无出血等。

（5）预防血痂被溶开导致原有的针口出血。

（6）溶栓完毕，确认内瘘通畅后给予上机治疗。

（十九）透析中低血糖

1. 语言示范

（1）"×先生/女士，您好！刚才给您测的血糖较低，请问您有什么不适吗？"

（2）"×先生/女士，您好！因为透析时还会有部分血糖继续丢失，因此我需要按医嘱给您在透析管路中推注一些葡萄糖，这样可以确保您不会因为透析中出现严重低血糖而发生危险，在透析管路中慢慢推注葡萄糖不会给您带来不适，请您放心！"

（3）"×先生/女士，您好！请您记得每次透析前要正常进食，并且按医嘱暂停或减少透析前一餐的降糖药物。如果您在透析过程中发生饥饿感、虚弱感、出汗，请马上告知护士。"

2. 动作要求

（1）透析前评估患者的进食情况和既往透析中有无发生低血糖的情况，做好预见性处理。

（2）透析中观察患者的神志变化及有无出汗。对于透析中睡眠过久的患者要提高警惕，其间要轻轻唤醒患者观察其反应，注意做好解释，避免患者认为打扰其休息而产生不满。

（3）可疑低血糖时应立即测血糖，有异常立即报告医生处理。

（4）透析2小时血糖<6 mmol/L的患者应报告医生处理。

（5）对透析中血糖较低的患者要查找原因，指导患者做好防范措施，做好病情记录和交班，避免患者在透析中发生低血糖反应。

（二十）透析中低血压

1. 语言示范

（1）"×先生/女士，您好！您刚才测的血压较低，请问您有什么不适吗？"

（2）"×先生/女士，您好！因为透析时在清除体内的毒素和多余水分的过程中可能会导致您的血压下降，现在您的血压确实比较低，我需要把您的透析参数调整一下，同时帮您把下肢抬高，请您配合！"

（3）"×先生/女士，您好！您的血压已有回升，请问您现在感觉好些了吗？"

（4）"×先生/女士，您好！请问您透析前有正常进餐吗？透析前有无服用降压药？您以前有对哪些透析器过敏吗？请您记得透析前要按时进餐。您现在已没有危险，我已请医生过来帮您，请您放心！"

2. 动作要求

（1）指导患者正确测量体重，协助医生评估患者的干体重。

（2）透析前评估好患者的饮食情况、体液负荷、尿量、排便情况等，准确估算超滤量。

（3）合理设置透析液的钠浓度、温度、超滤模式，调整患者体位。

（4）发生严重的透析中低血压要立即停止脱水，并回输生理盐水100～200毫升（根据血压下降程度按需选择），报告医生进一步处理，并查找原因，做好记录、健康教育及交班。

（5）透析过程中密切观察患者的病情变化。若发现患者神志异常、打哈欠或主诉腹痛、腰痛、便意等情况须先给患者测量血压，有血压下降必须立即进行有效的处理。

（6）查找发生透析中低血压的原因并做好预防，避免再次发生或加强防范，避免低血压休克的发生。

（二十一）患者体温过高

1. 语言示范

（1）"×先生/女士，您好！因使用电子测温仪发现您的体温较高，请您配合使用水银体温计复测体温。请您注意正确佩戴口罩，透析中避免取下口罩，谢谢您的配合！"

（2）"×先生/女士，您好！请问您有咳嗽、咳痰或者哪里红、肿、热、痛吗？有畏寒吗？"

（3）"×先生/女士，您好！您的体温确实过高。您得在本中心的医学观察室透析，体温恢复正常后可回到原来的透析区域治疗。"

2. 动作要求

（1）确认患者有无相关的症状、体征，并进行流行病史调查。

（2）注意关心患者的感受，避免患者产生不安的情绪。

（3）按相关要求落实消毒隔离措施。

（二十二）接到专责分管患者来电主诉水肿伴胸闷气促

1. 语言示范 "×先生/女士，您好！请您不要紧张激动和过度用力，少喝水，避免进食含水分丰富的食物，饮食宜少量多餐。请坐位或半卧位测量血压，如果血压过高请按医嘱服用降压药，如果您家里备有氧气，可先吸氧，流量每分钟3～5升即可。请您的家属尽快送您返院透析或拨打120联系就近的血透中心接受透析治疗。"

2. 动作要求

（1）与患者沟通时语气沉着冷静，使患者能准确配合指令，采取措施避免其心脏负荷进一步加重。

（2）病情缓解后查找导致体液过多的原因，与患者共同努力改变不良习惯和改善病情，避免再次发生心力衰竭。

（二十三）接到专责分管患者来电主诉高血钾症状

1. 语言示范 "×先生/女士，您好！您所说的情况类似高钾血症，请问您家里有备用的口服降钾药吗？如果有，请立即按医嘱服用；如果没有，请口服碳酸氢钠片3～5粒。请不要再进食水果、海产品、豆制品、坚果等高钾食物。服药后请卧床休息，避免因低血钾而跌倒。请尽快让家属送您到就近的透析中心接受透析治疗或拨打120到就近的透析中心治疗。"

2. 动作要求

（1）与患者沟通时语气沉着冷静，使患者能准确配合指令，采取措施避免血钾进一步升高。

（2）病情缓解后查找导致高血钾的原因，与患者共同努力改变不良习惯和改善病情，避免再次发生高血钾。

（二十四）家属告知护士患者家中去世的消息

1. 语言示范　"××家属，您好！您已经尽力了，请您节哀并保重身体，有什么需要我们帮助的地方请您直接告诉我。"

2. 动作要求

（1）陪伴和倾听。

（2）必要时给予拥抱。

情景示范

情景示范一：一位急需接受血液透析患者的就诊过程

◆ *前台接待处：护士接到电话*

接待处护士："您好！这里是血液净化中心，请问有什么可以帮您的吗？"

患者："我老伴现在透不过气来，很辛苦。"

接待处护士："请问他叫什么名字？"

患者："他是××，本来计划明天早上才过去透析的，但是现在很难受。"

接待处护士："那他现在能不能平躺呢？"

患者："不能，昨晚已经一个晚上都不能平躺睡觉了，老是咳嗽。"

接待处护士："那您赶紧带他过来透析吧，我们科有急诊血透的专用机位。"

◆ 前台接待处：××妻子用轮椅推着××朝接待处走来

接待处护士："×阿姨，请您赶紧带×叔叔随我到32号机，我们已经准备好，马上就可以为×叔叔上机！"

患者："好，谢谢！"

◆ 血透室：医生和护士已准备好抢救用物，在32号机位等候×叔叔

血透室护士："×阿姨，我跟您一块扶×叔叔上床躺好。"

（护士协助患者半卧位，并为患者吸氧。同时，医生询问病史，开好医嘱。）

血透室护士："×阿姨，我们准备为×叔叔上机，请问您还有什么需要交代的吗？"

患者："没有了，谢谢你们。"

血透室护士："那您就先到大厅等候吧，我马上给×叔叔上机，您别担心，他很快就会缓解。"

血透室护士：（10分钟后）"×叔叔，已经给您上好机，您先休息一会儿。"

（1小时后，患者病情缓解，呼吸平稳，可平卧。）

血透室护士："×叔叔，您现在感觉怎么样了？好点了吗？"

患者："好多了，谢谢！"

血透室护士："×叔叔，您是不是喝水太多了？"

患者："是的，前天朋友从国外回来看我，陪他喝了点工夫茶。"

血透室护士："×叔叔，您这样不注意饮食可不行啊。您看，这不又提前来透析了。您可要记得，一定要控制好进水

量，以透析间期体重增加不超过干体重的5%为好。如果您没控制住，饮水过多，您可以跟我们联系，看是否可以调整透析时间，如果等明显出现心力衰竭的表现，那就非常危险了。"

（透析过程中加强巡视，密切观察患者的病情变化、体外循环的安全性和设备的运行情况。）

◆ 血透室门口：透析结束，协助患者妻子用轮椅送患者到门口

血透室护士："×叔叔，您回去一定要注意控制饮食啊，如有不舒服，一定要及时回来就诊。您明天还要按规定时间按时来透析。回去好好休息，请慢走，再见。"

情景示范二：一位血透患者内瘘堵塞的就诊过程

◆ 前台接待处：护士接到电话

接待处护士："您好！这里是血液净化中心，请问有什么可以帮您的吗？"

患者："我摸不到我内瘘的震颤了，怎么办？"

接待处护士："请问您叫什么名字？"

患者："我是××，昨天晚上在40号机进行了血透治疗。"

接待处护士："请问您上次评估内瘘震颤是什么时候呢？"

患者："我昨天睡觉前摸震颤都还是好的，今天早上起床摸就发现摸不到了。"

接待处护士："您别急，您现在马上来我们科室让我们帮您处理。"

◆ 前台接待处：××和家属着急地朝接待处走来

接待处护士："××，请您不要太紧张，随我到护士站，我们已经准备好B超机等仪器来为您评估内瘘。"

患者："好，谢谢！"

◆ **血透室**：医生和护士已准备好B超等内瘘评估和溶栓用物，等待患者进入。

血透室护士："××，请您先上床躺好，让医生为您进行内瘘B
　　　　　超评估。"

（护士协助患者平躺，并查看患者昨晚治疗护理记录和近期抽血评估情况。同时，医生进行内瘘B超评估，显示患者内瘘血栓形成，需进行溶栓治疗，并和患者签署治疗知情同意书。）

患者："护士，我这个问题严重吗？"

血透室护士："××，您请放松。内瘘血栓形成是可能出现的并
　　　　　发症之一，我现在马上为您抽血并进行溶栓治疗。"

患者："好的，那真是谢谢你们了。"

血透室护士："这是缴费单，请家属核实一下并去门诊缴费拿
　　　　　药，我这边先为××进行溶栓治疗。"

血透室护士：（10分钟后）"××您好，现在已经开始溶栓治疗
　　　　　了，您先休息一下。"

（2小时后，患者内瘘震颤逐渐恢复，可听诊震颤音，B超显示血栓减少，血流逐渐恢复。）

血透室护士："××，您的内瘘已经恢复震颤了，您可以自己触
　　　　　摸一下。"

患者："是的，我能触摸到了。"

血透室护士："我看了您的治疗记录，您昨晚治疗脱水量过多，
　　　　　后期出现低血压的情况，这可能是内瘘血栓形成的原因
　　　　　之一，所以您一定要注意控制水分的摄入。"

患者："实在不好意思，最近天气冷没怎么出汗，所以也没有考
　　　　　虑到这些因素对水分的影响，加上最近有点感冒所以就
　　　　　没把控好。"

血透室护士："是的，天冷了也会增加内瘘血栓形成的风险，我

让医生看一下您治疗前的抽血结果，看看您的感冒情况并进行药物治疗。"

患者："好的，我以后一定更加注意。"

（溶栓治疗过程中密切观察患者内瘘穿刺处有无渗血、红肿、疼痛等情况，并及时评估患者有无恢复搏动、震颤等血流恢复的迹象。）

◆　血透室门口：溶栓治疗结束，家属协助患者离开，并告知患者明天返院再次行内瘘B超评估

血透室护士："××，您今天回去一定要对内瘘加强自我评估，出现异常及时来急诊就诊，我们有医护24小时值班。您明天记得准时返院评估，请慢走，再见！"

情景示范三：腹膜透析门诊接诊

护士："×先生/女士，您好！您最近状态好吗？今日门诊，请先来这边给您评估！"

患者："最近情况挺好的，谢谢你们的关心。"

护士："请您伸出您的手，我先给您测量一下血压和心率。"

患者："好的。"

护士："×先生/女士，您的血压是××/××，心率是××，都在正常范围之内，您最近有没有什么不舒服呀？"

患者："好的，最近情况挺好的，没有什么不舒服！"

护士："×先生/女士，方便看看您是否有水肿吗？"（拉上窗帘）"请您伸出脚？我帮您看看是否有水肿。"

患者："好的。"

护士："您的颜面部及脚踝都没有水肿，挺不错的！最近活动后有没有出现乏力、气促的情况？"

患者："没有，跟平时的活动差不多，感觉也没有什么异常的。"

护士："非常好，希望您继续保持适当的运动！接下来我给您查

看一下腹透导管出口处的情况，并协助您进行出口处换药，现在房间的温度可以吗？"

患者："可以的。"

护士："我需要检查出口情况及隧道情况，所以请您把手置于背后，我帮您把衣服拉起来，方便暴露出口位置，进行检查和消毒。"

患者："好的。"

护士："×先生/女士，出口情况挺好的，要继续保持每天换药，因为出口的有效护理是预防管道感染的重要途径！"

患者："好的，我会注意的。"

护士："出口换药已经结束了，给您放置好了！这边评估完成了，我先带您在宣教室坐一下，好吗？"

患者："好的。"

护士："×先生/女士，宣教室到了，您先坐这里休息，里面在播放宣教的视频，您可以观看。等会儿医生叫号到您的时候，我再来通知您！"

患者："谢谢。"

情景示范四：腹膜透析换液

护士：[腹膜透析（下文简称"腹透"）护士到病床旁]"×先生/女士，您好！现在是11点，到了您进行腹透换液的时间了，我带您去腹透操作间好吗？我已经查过了，您今天的检查安排在下午2点，我们现在进行换液不会影响您的检查。请问，您是否要上厕所？"

患者："可以，我刚刚已经上过厕所了。"

护士："您这边请，先坐这里，我洗手后就过来给您进行操作！"

患者："没问题。"

护士："×先生/女士，我们现在需要核对一下您的身份信息，请问您叫什么名字呢？"

患者："我叫××。"

护士："嗯，好的，能否请您伸出您的手腕带？我需要用手腕带再次确认身份。"

（患者伸出手腕带。）

护士："×先生/女士，您稍等一下，我现在先检查腹膜透析液。"

（按步骤检查腹膜透析液的浓度、剂量、有效期、有无漏气等。）

护士："×先生/女士，现在我帮您拿出腹透管，准备开始接管换液。"

患者："好的。"

（护士温柔地拿出患者的腹透导管，并检查腹透导管的完好性、短管接口及开关的紧闭性，免洗手消毒液进行七步洗手法。）

护士："×先生/女士，我现在给您进行接管，您这样坐着舒服吗，需不需要调整体位？"

患者："不需要，可以这样开始操作。"

（护士取出腹透液双联管及患者的腹透外接短管，确保无菌安全，严格进行腹膜透析接管操作，并打开短管开关进行引流。）

护士："×先生/女士，现在已经接好管了，现在我打开外接管开关，正在引流肚子里的水，引流时间大概是15分钟，这个时间请不要乱动，避免拉扯短管，我会一直在治疗室，您有什么需要可以随时呼叫我！"

患者："好的，谢谢。"

（护士轻声与×先生/女士沟通居家情况。）

护士：（引流结束后，仔细查看腹透液引流情况。）"×先生/女士，现在腹腔里的水引流完毕了，我给双联管进行排气后就可以进行入液了。这个过程我的操作会相对缓慢些，您可以看看我在这个排气过程中的手法，居家治疗的排气和检查也是很重要的，如果有疑问随时提出来。"

患者："好的，气体一定要排干净，这个很重要是吧。"

护士：（排气后打开短管开关。）"×先生/女士，排气完毕了，咱们现在看看，双联管上有没有残留的气体。"（认真检查双联管上面是否有气体残留。）"检查完毕了，现在给您灌入腹透液了，灌入的时间大概是15分钟，您在这个过程中如果觉得不舒服也请随时和我说。"

患者："好的，谢谢，以前进出水会有些疼痛，现在都已经习惯了。"

护士："那就好。您有什么需要请随时告诉我。"

患者："好的。"

（在此期间，护士针对患者居家情况进行相应的指导。）

护士："现在腹透液已经进完了，我现在帮您进行封管好吗？"

患者："嗯嗯。"

护士：（洗手后取出碘伏帽。）"×先生/女士，封管时检查碘伏帽的密闭性及有效期是最重要的，所以您要记得居家操作中不要忽略这些细节。"

患者："好的，我会记得的。"

护士："×先生/女士，已经封好管了，我帮您放好您的导管！"

患者："好的。"

护士：（测量超滤量）"×先生/女士，您的超滤量是××毫升。您看，您引流出来的腹透液还是很透亮、很澄清的！这次的换液操作已经做完了，我现在送您回病房！"

患者："好，谢谢，辛苦你了！"

护士："不客气，应该的，您好好休息，我先回去工作了！"（微笑着离开。）

（陈瀚熙　尹　燕　陈丽芳）

第九节　介入室护士行为规范

一、基本行为规范要求

1. 着装整齐，帽子应包裹头发，无碎发外露，正确戴口罩，手术衣整齐、清洁，做好手卫生。

2．主动、热情、微笑地迎接患者及其家属，指引家属在等候室等待，认真核对手术资料。

3．认真做好患者术前准备工作和查对工作，用语文明礼貌、亲切和蔼、一视同仁。

4．急诊患者，如某项术前准备未做好，应抓紧时间在介入室继续完成术前准备。

5．在手术过程中，态度严肃认真，密切观察病情变化，配合医生做好手术，不讨论与病情无关的话题，不能谈笑嬉戏，不玩手机，不做让患者缺乏安全和信任感的事情。

6．术中患者主诉疼痛，应耐心解释、轻声安抚、必要时与手术医生和麻醉医生沟通，不能简单地说"手术肯定会疼的"这样的言语。

7．发现出血或异常情况时，要保持镇静，及时报告手术医生，配合抢救，安慰患者，避免患者产生不必要的顾虑。

8．术后协助患者整理衣裤，交代术后注意事项，协助过床，送出介入室门口。

二、常见护理场景行为规范要求

（一）术前接待

1．语言示范

（1）"您好！我是介入室的护士××，请问您叫什么名字？让我看一下您的手腕带，谢谢！"

（2）"×先生/女士，您好！请问您是否穿内衣裤或含金属的衣物？如果有，请您到卫生间脱下，交给家人保管。谢谢！"

（3）"×先生/女士，您好！请问您是否佩戴项链、手镯，是否有活动假牙、手机等，如果有，请交给家人保管，谢谢！"

（4）"×先生/女士，您好！请问您需要大小便吗？如不需要，请您到这边戴帽子和更换拖鞋，跟我进入手术等待区。"

（5）"××家属，您好！您的家人已进入介入室治疗，您不用担心，我们会照顾他/她的，请坐在凳子上等候，以便联系，谢谢！"

2．动作要求

（1）微笑、点头，到门口迎接患者。查看病历、手腕带，认真核对手术资料，与输送人员交接物品情况。

（2）微笑示意卫生间的位置。

（3）说话温柔，表情亲切。

（4）扶好患者，协助其坐稳或站稳。协助患者戴帽子、更换拖鞋。协助推车床、轮椅或扶患者到术前等候区。

（5）微笑示意凳子的位置。

（二）术前等候

1．语言示范

（1）"×先生/女士，您好！请您在这里稍作休息，手术间准备好就会接您进去，请您放轻松，有什么需要都可以找我，我们会照顾好您的。"

（2）"×先生/女士，您好！请问您这次检查/手术是否已经签署手术知情同意书？"

2．动作要求

（1）真诚、微笑地面对患者，用手示意休息的地方。

（2）亲切询问，查看病历，检查是否有手术知情同意书。对于全麻患者，还应检查麻醉知情同意书和手术风险核查表。检查患者或家属、医生是否签名。

（三）术前评估

1. 语言示范

（1）"×先生/女士，您好！我是您的检查/手术配合护士××，让我看一下您的手腕带，谢谢！我来为您进行术前评估，请问您有药物过敏史吗？既往有什么病史？身上是否留置静脉通路？四肢活动情况如何？"

（2）"×先生/女士，您好！手术间已经准备好了，为了您的手术安全，我再次核对您的名字，请给我查对您的手腕带。我现在接您进入手术间，不用紧张，这是微创的检查/手术，全程都有医护人员在手术间，您有任何需求都可以向我们提出。"

2. 动作要求

（1）真诚、微笑地面对患者，查看手腕带，根据评估单内容进行术前评估。

（2）查看病历、手腕带，询问患者名字，微笑亲切地交谈，协助推车床、轮椅或搀扶患者进入手术间。

（四）术前准备

1. 语言示范

（1）"×先生/女士，您好！现在我们协助您躺到手术床，为了手术安全，术中会监护您的心律、血压等情况，现在上监护了。"

（2）"×先生/女士，您好！请放松身体，我们帮您摆好体位，方便手术顺利进行。在手术过程中请保持这个体位，避免活动污染手术区域而终止手术。现在已经开好空调，盖好被子了，如果您感觉到冷或热都可以告诉我们，我们会帮忙。"

（3）"×先生/女士，您好！现在我们进行麻醉医生、手术医生、护士三方核查您的身份。请问您叫什么名字？住哪个病区？住几号床？做什么手术/检查？什么时候吃过东西？有没有药物过敏？是否需要大小便？请您伸出手核对您的手腕带，谢谢！"

（4）"×先生/女士，您好！现在准备给您输液，为了您的安全，我们会多次核对您的名字，请问您叫什么名字？"（查看手腕带，PDA扫手腕带及医嘱二维码一起核对，接上补液。）

（5）（如需全身麻醉）"×先生/女士，您好！请问您什么时候吃过东西？现在准备给您麻醉，请您放心，等您睡醒，手术就做好了，现在给您戴个面罩。"

（6）"×先生/女士，您好！今天做的微创介入检查/手术，需要在X线/CT下完成，医生才能做出准确的诊断和治疗。但请您不要担心，辐射的剂量是精准的，不会造成身体的损害，我们会对您的其他部位使用铅巾保护。"

（7）"×先生/女士，您好！微创手术/检查是消毒后从桡动脉/股动脉/××穿刺进行，术中有不舒服请及时告诉我们。"

2. 动作要求

（1）协助过床，注意患者及管路安全，避免碰伤及脱管。查看患者皮肤、手术部位标识及备皮情况，查看患者是否有假牙、手及颈部是否有饰物，正确贴电极和绑血压袖带。

（2）动作轻柔，表情亲切。摆好体位，做好防跌倒、防压疮措施。盖好被子，以免患者着凉及过度暴露其隐私部位。

（3）认真细致地核查患者姓名、住院号、手术部位、手术方式等，按核查表内容逐一核查。

（4）认真规范地核对，遵守无菌原则，保证用药安全。

（5）协助麻醉医生行气管插管。

（6）表情亲切和蔼，细心讲解，轻声安慰。

（五）消毒与铺巾

1. 语言示范

（1）"×先生/女士，您好！现在进行消毒，会有点凉，请您注意保持这个体位，以免污染手术部位。"

（2）"×先生/女士，您好！现在铺无菌手术巾，请您注意保持这个体位，手术巾铺好了，请问您有什么不适吗？"

2. 动作要求

（1）快速规范地打开无菌手术包，严格无菌操作。帮患者暴露穿刺部位，适当盖好其他部位，避免着凉，亲切地告知其消毒注意事项。

（2）协助手术医生铺无菌手术巾，亲切地询问患者是否有不适情况，耐心倾听。

（六）局部麻醉与穿刺

1. 语言示范

（1）"×先生/女士，您好！现在给您打麻药，会有点疼，疼痛感很快会消失。如术中仍有疼痛，请告诉我们，我们会陪着您的。"

（2）"×先生/女士，您好！现在进行穿刺，有一点疼或者不适感，请您忍耐一下。已经穿刺成功，开始手术/检查了，请您不要活动身体，谢谢您的配合！"

（3）"×先生/女士，您好！现在正在进行手术/检查，手术/检查很顺利，您不用担心。如有不舒服请告诉我们，我们会为您解决问题。"

2. 动作要求

（1）协助手术医生吸麻醉药物，做好医护查对。亲切地告知患者开始局部麻醉及注意事项。

（2）配合医生手术，严格无菌操作，密切观察患者的病情变化、生命体征及出血量情况。

（3）术中密切观察病情，其间关心安慰患者，可以轻抚患者头部，给患者安全、信任感。

（七）术中造影

1. 语言示范

（1）胸部检查："×先生/女士，准备造影了，请您深吸一口气后憋住呼吸。好的，现在可以呼吸了。"

（2）腹部检查："×先生/女士，准备造影了，请您吸气、呼气、憋住呼吸。好的，现在可以呼吸了。"

2. 动作要求

（1）细心讲解，耐心指导患者配合造影检查。

（2）如患者腹部造影，无法配合吸气、呼气、憋住呼吸，可以指导其平静呼吸后憋气再进行造影检查。

（八）术中患者烦躁

1. 语言示范 "×先生/女士，您好！请不要动，再坚持一下，手术/检查很快会结束，医生做得很仔细，请放心。"

2. 动作要求 表情亲切，可以用手安抚患者。

（九）术中患者主诉疼痛

1. 语言示范 "×先生/女士，您好！您是否疼得很厉害？如果可以忍受，请再坚持一下，手术/检查很快就结束。"

2. 动作要求 表情亲切，可以用手安抚患者。及时与手术医生和麻醉医生沟通。

（十）术中造影剂过敏

1. 语言示范 "×先生/女士，您好！现在感觉怎么样？有不舒服吗？医生和护士都在您的身边，请您不用紧张，有任何不适请告诉我们，辛苦啦。"

2. 动作要求 保持镇定，观察患者的反馈及颜面部情况，为患者擦干颜面部汗液，监测其生命体征，遵医嘱用药、吸氧等。

（十一）术后宣教

1. 语言示范

（1）"×先生/女士，您好！现在手术/检查结束了，过程很顺利，请问您现在有没有不舒服？需要我帮忙吗？"

（2）"×先生/女士，您好！现在您的手术伤口很好，无出血，无肿胀，我们准备送您回病房休息。请您慢慢移至车床，不用担心，我们会帮助您的。您的手和脚请勿伸出车床外，避免碰撞受伤。"

（3）"×先生/女士，您好！手术下肢血供良好，从现在开始手术这边的腿不能屈膝，保持伸直6～8小时，这段时间如果大小便，需要在病床上使用便盆/尿壶，以防止手术穿刺伤口出血，谢谢您的配合。"

（4）"×先生/女士，您好！术后请您多喝水，有利于药物的排泄，减少造影剂对肾脏的影响。"

2. 动作要求

（1）手术结束后走到患者身边握住患者的手做宣教。

（2）指引患者移动至车床，协助患者四肢放在车床里面，盖好被子，语言温柔，动作轻柔。

（3）表情亲切，关注患者反馈，进行有效沟通。

（十二）患者出室

1. 语言示范

（1）"×先生/女士的家属，您好！×先生/女士已经做完手术，过程顺利，伤口在××部位，现在回病房休息。回去后注意多喝水，手术这边的腿不能屈膝，保持伸直6～8小时，如有不适，可告知病房医务人员。"

（2）"×先生/女士，现在回病房休息了，祝您早日康复！"

（3）（如果是全麻未清醒患者）"×先生/女士的家属，您好！×先生/女士已经做完手术，过程顺利，现在我们送他/她去复苏室复苏，您可以回病房等待。等×先生/女士清醒后，复苏室医务人员会送他/她回病房。"

2. 动作要求

（1）微笑，表情亲切，关注患者家属的反馈，进行有效沟通。

（2）真诚友好地祝福患者。

（3）规范指引回病房的电梯位置。

情景示范

◆ 术前接待

护士："您好！我是介入室的护士××。请问您在哪个科室住院？几号床？"

患者："我是介入治疗科的患者，×号床。"

护士："您好！请问您叫什么名字？"

患者："我叫××。"

护士："请问您有没有穿内衣裤？有没有穿戴金属性首饰及衣物？如果有，请您脱下。"（如果有，协助患者脱下交给家属保管。）

患者："没有，已经脱了。"

护士："请问您需要排大小便吗？"

患者："不需要。"

护士："请您到这边戴帽子，更换拖鞋。"（扶好患者换拖鞋。）

患者："好的。"

护士："请您跟我进入介入室，这边请。"（扶患者进入介入室。）

患者："好的，谢谢。"

◆　术前评估

护士："您好！我是您的检查/手术配合护士××，我来为您进行术前评估，请问您叫什么名字？让我看一下您的手腕带，谢谢！"

患者："好的，我叫××。"

护士："请问您有药物过敏史吗？"

患者："没有。"

护士："您既往有什么病史？"

患者："没有。"

护士："您身上是否留置静脉通路？"

患者："有，在左手上。"

护士："您是否签署手术知情同意书？"

患者："有，已经签了。"

护士："手术间已准备好，请您跟我进入手术间，这边请。"（扶患者进入手术间。）

患者："好的，谢谢你。"

◆　术前准备

护士："好，请您躺在这张手术床上，我将为您做准备。谢谢！"（扶患者躺在床上摆好手术体位。）

护士："请问您是第一次做介入手术吗？介入术方法很简单，不用开刀，手术就是从这里穿刺引入导管，再进行治疗性操作的。穿刺前会使用麻醉药物，穿刺部位伤口很小，所以不会很疼，请您放心。手术过程只需要1～2小时。"（紧紧握住患者的手。）

护士:"已经帮您盖好被子了,您感觉冷吗?"

患者:"不冷。"

护士:"术中我们会时刻关注您的心率、血压等情况,现在给您上心电监护。"(为患者上心电监护、电极避开投照视野和穿刺部位,注意保暖和保护患者隐私部位。)

患者:"好的。"

护士:"已上好心电监护,请您勿自行拆除。如有不适,请您告诉我,我会帮您处理。"

患者:"好的,谢谢。"

◆ 术中配合

护士:"您好,现在准备给您打麻药,有点疼。"

患者:"好的。"

护士:"您好,医生正在为您穿刺,会有一点不适感,请不要移动整个身体,以防止出血或污染手术部位,请您忍耐一会儿就好。已穿刺好引入导管进行操作,有任何不适随时可以告诉我,但手术过程中您不要动,谢谢您的配合!"

(医生穿刺完毕。)

护士:"请问您现在有什么不舒服?"

患者:"没有。"

护士:"请问有什么可以帮您的吗?"

患者:"暂时不用。"

护士:"穿刺过程很顺利,现已开始为您进行治疗,请您放心。"

患者:"好的,谢谢!"

护士:"多谢您的配合!"

(护士穿好铅衣协助医生配合手术过程需要,严格执行无菌操作,手术过程中观察患者的病情变化及出血情况,监测患者生命体征。)

◆ 术后宣教

护士："您好！现在手术结束了，手术过程很顺利，请问您现在有什么不舒服，有什么要我帮忙？"

患者："暂时没有不舒服。"

护士："您好！现在您的手术伤口很好，无流血、无肿胀，手术的腿血供良好，从现在开始手术这边的腿不能屈膝，请保持伸直6～8小时。在这段时间内减少移动它，在床上大小便，防止手术穿刺伤口出血，谢谢您的配合！"（边观察手术穿刺部位边耐心解释。）

患者："知道。"

护士："术后请您多喝水，有利于药物的排泄，减轻肾脏的负担。如有任何不适，可以告诉医生和护士。"

患者："好的。"

护士："现在帮您穿好衣裤。"（协助患者整理衣裤。）

护士："您现在有觉得哪里不舒服吗？"

患者："没有。"

护士："如您无不舒服，现在就送您回病房，请勿把您的手和脚伸出车床外，以免碰伤。您回去多休息，祝您早日康复！"（协助患者过平车，送患者到门口。）

（陈瀚熙　丘伟燕）

第十节　特需病区护士行为规范

一、基本行为规范要求

1. 严格遵守保密制度：①不得向外泄露保健对象的基本

信息及健康状况；②不得随意向外泄露保健对象的行程；③严密保管保健对象的病历等相关资料，必要时用代号代替；④不该说的话不说，不该问的事不问，不该看的东西不看，不该记录的事不记录；⑤保健对象的探视，必须经有关人员确认并同意。

2．护士言行举止大方得体，注意服务礼仪，淡妆上岗。

3．关心体贴保健对象，注意态度和蔼，做到询问病情细心、解释问题耐心、接受意见虚心。

4．根据保健对象的生活习惯，提前做好病房环境和物品准备。

5．了解保健对象的饮食习惯，与膳食科和保健对象工作人员沟通，准备膳食。

6．根据检查项目，制订个性化的带检计划，提前做好相关的准备工作。

7．必要时通知车队、电梯组和保卫科协助做好安全保卫工作。

8．迎接保健对象，引领其入住病房。

9．提前与检验科联系，专人对接标本，做好交接记录。

10．专人安排检查，外出检查过程中要注意隐私保护，并做好防寒保暖。

11．首次发药或更换药物时，和主管医生一起做好药物宣教。

12．加强巡视病房，及时解决保健对象的需求。

13．抽血及输液后，由护士按压穿刺口5～10分钟，避免出血。

14．操作时动作轻柔，集中进行，减少打扰保健对象的次数。

15．保持病区安静，减少噪声。休息前，协助其关电视、关门窗，调好空调的温、湿度。

16. 遇天气变化时主动提醒保健对象增减衣服，主动询问其是否需要增减被褥。

17. 保健对象出院时的送别语："请慢走！"禁忌语："再见！"应面带微笑挥手目送保健对象离开。

18. 及时跟进门诊和住院检查、检验结果，病历装订成册，双人核对后交给主管医生。

19. 做好出院延续护理服务，跟进保健对象的服药、饮食和运动等情况。必要时提供上门护理服务。

20. 出差前与医生确认并准备出差物品和药品，做好对接工作。

二、常见护理场景行为规范要求

（一）迎来送往

1. 语言示范

（1）"×先生/女士，上午好！我是您的责任护士××。这边请！请允许我为您介绍……"

（2）"×先生/女士，您好！您的体检项目已完成，谢谢您的配合，您辛苦了。我们会把所有的检查结果装订成册，送到保健办，保健办会与您的秘书联系。谢谢！"

（3）"×先生/女士，请慢走！"

2. 动作要求

（1）提前15分钟到达迎接地点等候。

（2）着装整齐，淡妆，面带微笑，点头问好，引导患者到电梯口，按电梯门让患者先进。出电梯时自己先出，按外开关，再请患者出。

（3）护送患者到楼下，与患者握手告别，面带微笑目送其离开。

（二）导诊带检

1. 语言示范

（1）"×先生/女士，您好！我是您的责任护士××，今天由我负责您的全程检查。请问您准备好了吗？"

（2）"×先生/女士，您好！您今天的检查项目共有××项，分别是……拟订今天上午完成，您辛苦了。"

（3）"您好，请问是××科吗，我是××科护士××，我现在准备带患者出发到贵科检查，大概××分钟到，请问您那边准备好了吗？谢谢！"

（4）"×先生/女士，我们现在准备做××检查，大概需要××分钟，需要您配合……"

（5）"×先生/女士，您好！如果检查过程中感觉不舒服，请及时告诉我们。我们会及时处理，请您放心。"

（6）"×先生/女士，您好！今天的检查已完成，辛苦了！您需要注意……"

2. 动作要求

（1）准备带检物品，提前15分钟在约定地点等候。

（2）做好动态沟通，注意时间把控。

（3）仪态大方，密切关注检查相关事项。

（4）经过拐角、楼梯、道路坎坷或光线欠佳时，要提醒患者留意。

（5）每一项体检项目快完成时，与下一个科室相关人员联系，提前做好准备，确保检查顺畅，避免患者等候。

（6）进入检查室后，随手关门，做好隐私保护。

（7）协助患者取舒适体位，注意保暖。

（8）按需给患者宣教手册或温馨提示。

（三）护理操作

1. 语言示范

（1）"×先生/女士，您好！我是您的责任护士××。您住在××号房，请跟我来。我们先测量身高和体重，这边请，请脱鞋后站上这里，请站直，目视前方。谢谢您的配合！"

（2）"×先生/女士，您好！我们计划明晨为您抽血，需要您准备……请问什么时间方便为您抽血？"

（3）"×先生/女士，您好！现在为您抽血，进针时有点痛，我会尽量轻点，谢谢您的配合。"

（4）（穿刺一次不成功时）"×先生/女士，非常抱歉增加了您的痛苦，我请其他同事为您抽血好吗？"

（5）"×先生/女士，您好！早餐已加热，请您用餐。"

（6）"×先生/女士，您好！您餐后2小时需再次抽血检测血糖，我们会记录时间，准时为您抽血。"

（7）"×先生/女士，您好！现在准备为您做××操作，请问现在可以吗？"

（8）"×先生/女士，您好！您现在平躺已经有一段时间了，我帮您翻一下身可以吗？这样您觉得舒服吗？"

（9）"×先生/女士，您好！现在是休息时间，请早点休息，我帮您关灯好吗？晚安！"

2. 动作要求

（1）病房提前通风，调节好温、湿度。以右为尊，引导患者进入病房。

（2）为患者脱下外套，协助其脱鞋，扶患者上磅秤并读数、记录，注意防止患者跌倒。

（3）请患者卧床取舒适体位，垫软枕，选择有把握的血管抽血，拔针后根据患者自身及用药情况，由护士按压5～10分钟。

（4）在旁协助医生进行体格检查，注意保暖和保护隐私。

（5）进餐时按需为患者递上纸巾、温开水，收拾餐桌，保持房间清洁、整齐。

（6）做好操作前解释、操作中询问、操作后交代工作（体现个性化、人性化）。

（7）按操作规范协助患者翻身。

（8）整理床铺，关闭电视和灯光，开小夜灯。

（四）环境准备

1. 语言示范

（1）"×先生/女士，早上好！不好意思打扰您了！请问现在方便为您补充物品吗？"

（2）"×先生/女士，您好！物品已准备完毕，有什么需要可以随时告知我们。谢谢！"

（3）"×先生/女士，请问我现在方便为您整理房间吗？"

（4）"这些物品我已经整理好，请问放进衣柜好吗？"

（5）"这些使用过的衣服和毛巾，我可以拿走吗？"

2. 动作要求

（1）请勿在查房、进餐、会客和休息时间补充房间物品。

（2）物品放置位置合理。收拾整理后，告知患者物品的放置位置。

（五）接待来访

1. 语言示范

（1）"×先生/女士，早上好！欢迎您莅临我们医院。这边请！"

（2）"×先生/女士，您好！这里是××科，请问有什么可以帮到您？"

（3）"×先生/女士，请问怎么称呼您？我需要和您核实一下相关信息……"

（4）"请您稍等！"

（5）"您好，请跟我来！"

（6）"请慢走，祝您生活愉快！"

2. 动作要求

（1）起立，微笑迎接，着装规范，介绍情况时语气诚恳、谦虚。

（2）注意引导手势。

（3）主动了解情况并详细指引。

（六）保健出差

1. 语言示范 "您好！我是××医院护士××，保健办安排××医生和我负责这次出差任务，工作过程如有变化事宜，我们随时沟通，一定全力配合，谢谢！"

2. 动作要求

（1）着装简约大方得体，请勿穿裙装和高跟鞋。

（2）24小时保持通信工具畅通，手机应调成振动或静音模式（必要时关机）。

（3）请勿拍照，不要在社交媒体上发布涉及出差的相关内容。

（4）沟通时语言清晰、简洁，注意语调、语速、音量和服务态度，记录重要内容。

（5）保健物品、药品随身携带，使用后及时记录。

（6）出差结束后处理物品和药品。

（七）延续服务

1. 语言示范

（1）"×先生/女士，您好！我是护士××，今天由我负责您的治疗。请问您准备好了吗？"

（2）"×先生/女士，今天的治疗已经完成，下次治疗时间初定于××日，可以吗？"

2. 动作要求

（1）选择合适的服装和物品。

（2）视具体情况更换拖鞋/鞋套。

（3）上门物品需全部带回医院整理归位，切勿遗漏。

（4）上门过程中如使用周围环境物品，请及时整理归位。

情景示范

情景示范一：家属打电话到护士站预约患者体检事宜

护士："您好，这里是××科，请问有什么可以帮您吗？"

家属："我是××的家属，我们后天过来体检，请问需要做什么准备？"

护士："×先生，很抱歉，我跟主任汇报一下再答复您好吗？请留下您的电话，谢谢！"

护士：（与主任沟通后）"您好，×先生。请您在患者体检前一日到病区办理住院手续好吗？届时护士会告知您患者检查前需要做的准备工作，谢谢！"

家属："请问我要带什么证件来办理住院手续呢？"

护士："请您带患者的身份证、医保卡和以往病历资料。谢谢！"

（家属办完住院手续，回到护士站。）

护士："×先生，您好，根据患者以往的体检结果，明天体检的项目有……请患者今晚8点后勿进食，10点后勿饮水。我们已经准备好早餐。"

家属："完成体检需要多长时间？"

护士："医生将与各技检科室做好预约联系，争取上午完成体检项目，请您放心！"

情景示范二：护士站接待来访客人

◆ **护士站**

护士："您好！这里是××科，请问有什么可以帮到您？"

探访者："我来看××床。"

护士："好的，请问怎么称呼您？我需要和您核实一下相关信息，您看的对象叫什么名字？"

探访者："我是××单位××，过来看望××。"

护士："好的，×先生，请问您和患者或家属提前预约过吗？"

探访者："和患者联系过。"

护士："好的，请您稍等！我先去看看×先生/女士现在是否方便。"

探访者："好的。"

◆ **病房**

护士："您好！现在有一位××单位××先生过来看望您，他说已经和您联系过的，请问您现在方便吗？"

患者："可以，请他进来吧！"

护士："好的，我现在带他进来，请稍等！"

◆ **护士站**

护士："×先生您好！请跟我来！谢谢！"

探访者："好的，谢谢！"

◆ **病房**

护士："您好！×先生来了。有什么需要请联系我们！"

（崔　虹　柳　颖　王小霞）

第十一节　普通门诊护士行为规范

一、基本行为规范要求

1. 护士淡妆上岗，规范着装，服饰整洁，精神饱满。

2. 提前5～10分钟到岗，做好患者就诊、治疗前的备物及相关准备工作。

3. 主动服务，点头微笑，态度和蔼，语言亲切。

4. 实行首问负责制，使用尊称，对需要协助的患者主动提供帮助。

5. 熟悉当天出诊医生的动态，热情向患者提供医疗信息，正确指引患者候诊、就诊。

6. 维持良好的门诊秩序，落实"一人一诊间"，避免就诊时患者聚众围观，为患者提供安静、有序的就诊环境。

7. 主动巡视诊间及候诊区域，发现患者不适或其他异常情况及时处理，或者联系医生、报告护士长。

8. 耐心解释患者的咨询，加强与患者的沟通，及时处理患者的问题或意见，不与患者争对错，提高门诊患者的就诊满意度。

9. 关怀体贴患者，各项治疗及护理操作动作轻柔，保护患者隐私，冬天进行护理操作时要注意为患者保暖。

10. 操作前向患者解释相关的注意事项及配合方法，操作中密切观察患者的反应，操作后主动做好健康宣教。

11. 待所有患者就诊或治疗完毕后方可下班，不可借故推诿。

二、常见护理场景行为规范要求

（一）分诊台

1. 语言示范

（1）"您好，请问有什么可以帮您的？"

（2）"您好！请问您哪里不舒服，让我看看您的病历，好吗？根据您的情况，建议您看××科。"

（3）"×先生/女士，您好！现在为您测量血压和体温，谢谢您的配合。"

（4）"×先生/女士，您好！您现在发热、咳嗽，我带您到发热门诊就诊，请您跟我这边走。"

2. 动作要求

（1）点头微笑，起身迎接，主动服务，耐心解释。

（2）遇行动不便者应立即主动提供帮助。

（3）落实首问负责制。

（4）测血压、体温及查体时要协助患者摆好体位，动作轻柔，注意遮挡、保护其隐私。检查完毕后，协助患者整理衣物。

（5）正确判断患者病情的缓急，有异常立即报告医生。

（6）所有治疗和护理项目完成后向患者的配合致谢。

（二）诊间就诊

1. 语言示范

（1）"您好！×先生/女士，到您看诊了，请您拿好病历，里边请，这是为您看诊的×主任。"

（2）"请您拿齐资料，在收费处缴费，或用手机扫描诊疗单右上角的二维码自助缴费，缴费后去×楼抽血处检验。"

2. 动作要求

（1）维持就诊秩序，一人一诊间就诊，开门、关门轻音，热情接待患者。

（2）耐心解答，指引清晰。

（三）抽血

1. 语言示范

（1）"×先生/女士，您好！请您把处方单给我，我为您打印检验标签。您的标签打印好了，请您拿好处方和标签耐心等候，听到叫号就可以进去抽血了。"

（2）"您好，请坐。请把您的标签纸和处方给我核对一下。×先生/女士，您的检验项目需要空腹抽血，请问您吃早餐了吗？"

（3）"您本次抽血共××管，检查的项目是血脂和血常规……"

（4）"×先生/女士，您好！非常抱歉，穿刺不成功，需要重新穿刺，抱歉增加了您的痛苦。接下来，请让我的同事给您看看另外一只手的血管，好吗？"

（5）"×先生/女士，您好！现在已经抽血完毕，谢谢您的配合，请您像这样按压5分钟。您的检验出结果的时间是××小时。"

2. 动作要求

（1）微笑，点头示意就座，双手接收患者的诊疗单及标签，核对身份后解释采血项目，指导患者配合的方法，态度要温和友善。

（2）以先生/女士为尊称，核对患者的身份信息，留意患者的精神状态并及时给予鼓励和疏导。

（3）采血不顺利时及时道歉，并更换采血者和采血部位，继续二次采血。顺利采血后，谢谢患者的配合。

（4）对由于标本的问题需要回医院重新采血的患者，要优先或独立接待，做好解释和沟通工作，避免患者产生误会或不良情绪。

（5）按压时应包括针眼及上方2厘米的位置，做好告知和示范。

（四）接打电话

1. 语言示范

（1）"您好，××医院××门诊挂号处，请问有什么可以帮您的？"

（2）"您好！请稍等，我马上为您处理。"

（3）"您好，这里是××医院，请问您是×先生/女士吗？"

（4）"×先生/女士，您好！真抱歉，您明天预约的医生因为临时有事停诊了，请问您介意看同专科的另外一位医生吗？或者改期？真的很抱歉，谢谢您的理解。"

2. 动作要求

（1）态度诚恳，声音温和，语言准确，指引清晰，耐心解释。

（2）注意说话的语气和语调，道歉必须真诚。

（五）换药

1. 语言示范

（1）"您好！请您把处方单放在这里，然后在室外等候叫名。"

（2）"您好！请您先挂号看医生，缴费后再过来换药，谢谢。"

（3）"您好！护士正在换药，请暂时不要敲门，谢谢您的配合！"

（4）"×先生/女士，疼吗？请您忍耐一下，很快就好了。"

（5）"×先生/女士，您好！您的伤口愈合很好，回家后要注意……"

2. 动作要求

（1）主动告知患者换药的流程。

（2）协助患者摆好换药体位，操作时动作轻柔，保护患者隐私，关爱患者，规范操作，做好健康教育。

（六）维持就诊秩序

1. 语言示范

（1）"先生/女士，您好！请不要在诊室门口或诊室内等候，以免人员扎堆影响彼此就诊，请您在候诊厅就座，等候显示屏叫号再进入诊间看诊，感谢您的配合！"

（2）"先生/女士，您好！您是××号，在您前面还有××位，请您耐心等候。"

（3）"先生/女士，您好！请您声音小一点/请您把手机的免提关闭，感谢您的配合。"

（4）"先生/女士，您好！这里是无烟医院，如您需要吸烟，请您到××吸烟区，谢谢您的配合！"

2. 动作要求

（1）注意沟通的方式与方法，适当使用目光语和肢体语言。

（2）勤巡视，主动发现问题，保持就诊环境安静、有序，保证一诊间一患者就诊。

（3）建议的语言要亲切流畅。

（七）预约技诊

1. 语言示范

（1）"您好，请您出示您的检查申请单，让我为您登记预约。"

（2）"很抱歉，您的××检查今天上午的位置已经满了，为您预留今天下午××点的检查时间，您看可以吗？"

（3）"您好先生/女士，您的××检查为您约了×月×日×点，检查地点在××楼×层，请您携带检查单按时到检。"

2．动作要求

（1）起立、微笑，热情接待。

（2）双手递接、还回患者资料，吐字清晰，耐心讲解。

（3）遇紧急情况及时联系技诊科室协调。

（八）指导患者留取大小便

1．语言示范

（1）"×先生/女士，您好！这是给您留取尿液标本的容器，请您先用尿杯装大半杯尿液，再将10毫升左右的尿液倒入尿试管，拧紧试管盖子，然后交到标本收集处。"

（2）"×先生/女士，您好！这是给您留取大便标本的容器，请您打开试管，用专用管采集粪便后，拧紧试管盖子，然后交到标本收集处。"

2．动作要求

（1）向患者示范拧开容器的方法。

（2）向患者指引标本收集处，指引时规范使用手掌，掌心向上伸展指引方向，不以一根手指或手中拿着的物品做指引。

（九）健康宣教

1．语言示范

（1）"×先生/女士，您好！这是健康教育资料，里面的内容与您的健康有关，您可以带回家慢慢看。"

（2）"×先生/女士，您好！您的检查结果是……它提示您……您要留意……"

2．动作要求　根据患者的病情和需要，给予相关健康教育宣教。

（十）接待患者投诉

1. 语言示范

（1）"×先生/女士，您好！感谢您向我们提出宝贵意见，我们工作没有做到位，非常抱歉，我们会对当事人做出批评教育，同时也希望能够得到您的谅解。"

（2）"×先生/女士，您好！感谢您向我们反映这个情况，我们会针对这个问题做仔细的调查和整改。"

（3）"×先生/女士，您好！这件事情我们会向有关部门反映，请您留下电话号码，我们尽快给您答复，好吗？"

2. 动作要求

（1）将患者带离纠纷区域，安抚患者，耐心、诚恳地听取患者的意见，解释得当。

（2）对于医务人员行为不当引起的投诉，给予道歉以得到患者的谅解，不卑不亢，对患者的困难给予及时的帮助。

（十一）预约门诊手术

1. 语言示范

（1）"×先生/女士，您好！请把《手术通知单》和病历给我，我为您登记。"

（2）"×先生/女士，您好！为您安排手术的时间是……手术当天请您携带《手术预约单》、病历、处方及抽血报告前来手术室报到，手术前不需要空腹，正常用餐即可。"

（3）"×先生/女士，您好！这是您手术有关的注意事项，您可以带回家慢慢看。"

（4）"×先生/女士，您好！请您先看手术同意书，看完后，请您在这里签名。"

2．动作要求

（1）主动接待，热情服务，认真核对及确认手术日期及部位，并耐心告知患者术前注意事项。

（2）双手接收和递还资料。

（3）清晰指明患者需签名处。

（十二）指导患者检查注意事项

1．语言示范

（1）"×先生/女士，您好！您做的检查需要预约，请您拿诊疗单到×楼前台处预约。"

（2）"×先生/女士，您好！给您预约这个时间，您看合适吗？"

（3）"×先生/女士，您好！这是检查的注意事项，请您在检查前注意……检查的地点是……您看我说清楚了吗？"

（4）"×先生/女士，您好！对不起，您想预约的时间段已经约满了，我给您预约相近的时间，好吗？"

2．动作要求

（1）合理安排，交代清楚。

（2）灵活地与预约者沟通，不能达成就诊者愿望时，要耐心解释，态度诚恳。

（十三）取检验结果

1．语言示范

（1）"×先生/女士，您好！请您半小时后携带身份证到自助打印机上取结果。"

（2）"×先生/女士，您好！您的这份报告需要××个工作日才出结果，请于××号到××楼检验报告处取回报告。"

（3）"×先生/女士，您好！您的检查报告不见了对吗？请您别担心，把您的资料先给我，我帮您查一查。"

2. 动作要求 认真解答，有疑问主动联系相关检验科室。

（十四）道别

1. 语言示范

（1）"×先生/女士，您好！请慢走，祝您早日康复！这是我们的联系电话，如果您有疑问，请您随时联系我们。"

（2）"×先生/女士，您好！回家请您按时服药，好好休息。雨天路滑，小心慢走。"

（3）"×先生/女士，您好！感谢您对我们工作的鼓励！如照顾不周，请多包涵并告知我们改正，感谢您对我们的信任！"

2. 动作要求

（1）道别时礼貌诚恳，目送客人离开。

（2）如果道别点在电梯口，要等待电梯关门后方可离开。

情景示范

情景示范一：体检就诊

护士："×先生/女士，您好！请问有什么可以帮您的？"

患者："我是来体检的。"

护士："请问您是个人体检还是单位体检呢？"

患者："是个人。"

护士："这是我们为体检客人制定的体检套餐。您可以先阅览，并根据您的需要选择项目。如您自己不能确定项目，可以与医生交流时听听医生的建议。"

患者："好的，我选择这一个体检套餐，接下来我该怎样做？"

护士："麻烦您出示身份证，我为您办理。"

患者："好的。"

护士："×先生/女士，这是您的身份证，请收好。请您这边排队挂号，然后在诊间外稍坐，等候医生为您开具体检项目处方。"

患者："请问在哪里缴费？"

护士："缴费请到×号窗口，或者用手机扫描处方单右上角的二维码自助缴费，缴费后请到×号窗口打印抽血检验标签。"

患者："好的，请问检查需要按顺序做吗？"

护士："是的，请您先空腹抽血，抽血后请饮水憋小便进行B超检查，然后留取小便标本，再吃早餐。其他的项目没有要求先后顺序。有不明白的可以随时询问我们，我们很高兴为您服务。"

患者："谢谢！"

患者："请帮我检查一下我的体检项目是不是已经完成了？"

护士："好的，×先生/女士，您的体检项目已完成。"

患者："请问什么时候可以取体检报告？"

护士："请您在×月×号的下午凭处方单到前台取报告，或者使用手机微信进入我们医院的公众号，完善个人信息后查询报告。"

患者："好的，谢谢！"

护士："不客气，请您慢走！"

（患者取体检报告。）

护士："您好！有什么可以帮您的？"

患者："我是来取体检报告的。"

护士："好的，请出示您的处方单，我给您核对资料。"

（护士接过处方单。）

护士："×先生/女士，请稍候，正在为您查询。"

患者："谢谢！"

护士："不客气！这是您的体检报告，请您阅读体检总结，有不明白的，请到××诊间咨询医生。"

患者："好的，谢谢！"

护士："不客气，很高兴为您服务。"

情景示范二：患者找诊间

护士："您好！先生/女士，请问有什么可以帮您的吗？"

患者："×主任的诊间在哪儿？"

护士："好的，请问您约了几点？在前台或者自助机上报到了吗？"

患者："我约了10点的号，只是手机约了，还没有报到。"

护士："好的，明白，手机只是完成了预约，现场就诊需要先在挂号处或自助机上报到，挂号处人多，请您准备好身份证或医保卡，我带您先到自助机报到，您跟我这边慢请。"

患者："好的。报到了，自助机很方便。"

护士："谢谢您的认可。"

患者："这里写着××诊间，要怎么走？"

护士："好的，让我看一下挂号单，×主任诊间，您跟我这边请。"

护士："××诊间到了，请您先就座，看诊要求一人一诊间，请您留意叫号显示屏，并准备好病历本及检查资料，等候叫号就诊，谢谢您的配合。"

患者："好的，谢谢。"

护士："不客气，很高兴为您服务。"

情景示范三：引导就诊

患者："护士，刚叫到我的名字了。"

护士："您好！先生/女士，请让我查看一下您的挂号单。是的，到您就诊了，请您拿好病历资料，里边请。"

患者："好的。"

护士："×先生/女士，这是我们×主任。×主任，这是看诊的

×先生/女士。"

患者："×主任好……"

情景示范四：引导检查

患者："护士，×主任给我开了心脏彩超，怎么检查？"

护士："您好！先生/女士，心脏彩超检查需要在一楼预约检查窗口先预约，按预约时间进行检查。"

患者："好的，谢谢。"

护士："您客气了。"

患者："心脏彩超约了明天，为什么不可以今天做，我很远来的。"

护士："×先生/女士，真是很抱歉，每个人都想尽快做完检查，更何况您远道而来，我更能理解您的心情。不过我们所有的检查都是按预约时间来完成的，特殊情况给预留给急危重症患者，感谢您的理解和配合！"

患者："好吧，明天肯定可以做对吗？"

护士："明天请按预约时间过来报到后等候检查。心脏彩超检查不需要空腹，记得带齐申请单和预约凭条按时到达，再次感谢您对我们工作的理解和配合，明天见！"

患者："好的，明天见！"

情景示范五：取药指引

护士："您好，请问有什么可以帮您的？"

患者："刚才×主任说开了药，没有处方，我怎么拿药？"

护士："好的，×先生/女士，请让我看一下您的缴费凭证。是的，主任的确为您开了西药，您的取药窗是三号窗口，请您在此排队，看到三号窗口显示屏上有您的名字时，就可以取药了，您看，我说清楚了吗？"

患者："哦，明白了，只是怎么都没有处方呢？"

护士："医院开展无纸化办公，您的处方是给药师核对和发药的，您手上不重要的纸张少了，又保护了环境，这就是一举两得呀。"

患者："也是哈，谢谢。"

护士："不客气，谢谢您的理解和配合，很高兴为您服务。"

情景示范六：采血指引

患者："医生开了抽血，我怎么做？"

护士："您好！先生/女士，请问您缴费了吗？"

患者："缴费了。"

护士："好的，让我看一下您的检验项目。您有需要空腹检验的抽血项目。请问，您吃早餐了吗？"

患者："还没吃早餐呢。"

护士："那就好，采血处在二楼，请您拿好诊疗单，在打印凭条处报到并打印抽血标签。然后凭抽血标签和诊疗单，等候显示屏叫号抽血，您看我说清楚了吗？"

患者："好的，明白了，谢谢。"

护士："不客气，很乐意为您服务。"

（陈瀚熙　柳　颖）

第十二节　发热门诊护士行为规范

一、基本行为规范要求

（一）分诊处护士基本行为规范要求

1. 按照防护标准进行防护，不过度。

2. 主动热情，快速评估，观察全局，微笑服务，礼貌待人。

3. 负责发热门诊分诊评估工作，对来诊的患者和家属及时接待、有序安排，重症患者可优先安排，做好解释。

4. 快速评估者的主、客观信息，询问其主诉、病史、主要的流行病学资料，测量其生命体征。为同行人员按照要求进行评估和检测，综合评估并判断病情，按病情严重程度分级分区就诊。

5. 属绿色通道的患者，及时启动绿色通道，纳入相关流程，按流程处理。

6. 密切观察候诊及已就诊的患者，发现病情变化及时处理。

7. 分诊护士落实首问负责制，接受咨询和投诉处理工作。对患者及其家属的咨询尽量予以耐心的解答，或者合理指引到下一环节询问/处置。对不理解的患者要悉心倾听、尽量解释，或呼叫支援，专人跟进处理。对投诉予以详细记录，合理回复，及时请示、汇报护士长。

（二）采样护士基本行为规范要求

1. 着装规范，按照要求防护，礼貌待人，语言规范。

2. 保持采样间的环境洁净，物品摆放整齐，符合感控要求。

3. 采样护士应当经过生物安全培训，掌握不同标本的采集方法，熟练掌握标本采集操作流程及注意事项，做好标本信息的记录，确保标本质量符合要求，标本及相关信息可追溯。

4. 样本采集前，采样人员应当对受检者身份信息进行核对。

5. 采样时动作轻柔，注意观察患者反应。

6. 巡查患者的排队情况，维持秩序，保证排队人员间距＞1米。

（三）发热门诊观察区护士基本行为规范要求

1. 核对医嘱，主动迎接患者，将其带进病房，做好交接。

2. 主动做自我介绍，对新入病房的患者及其家属做好入科宣教。

3. 入房前先敲门（除夜间和午间休息时），轻轻推门进入。

4. 呼叫铃响应及时接听并尽快处理。

5. 经常巡视病房，及时解决患者所需，危重患者15～30分钟巡视一次。

6. 外出检查有专人陪同。

7. 在日常护理工作中，操作前要做好解释工作，操作时动作轻柔、熟练、准确，操作后做好宣教，操作不成功时向患者道歉，切忌鲁莽操作，必要时请其他护士操作。

8. 患者转科时，应送其至门口，与其他护士做好交接工作。

9. 患者出院时，应送其至门口，切忌主动说"再见"。

二、常见护理场景行为规范要求

（一）挂号（发热门诊）

1. 语言示范

（1）"先生/女士，您好！请问有什么需要帮忙的吗？"

（2）"先生/女士，您好！请出示您的身份证/诊疗卡和病历本，完善表格信息，我们将为您办理挂号。"

2. 动作要求

（1）主动询问患者的需求，合理引导提问，耐心倾听，及时帮助患者解决问题。

（2）态度和蔼，主动热情，准确、快速地录入患者信息，完成挂号后将病历本及身份证/诊疗卡递给患者，规范手势指引诊室。

（二）接诊患者（发热门诊）

1. 语言示范 "×先生/女士，您好！鉴于目前的防控要求，按相关规定，您需要在发热门诊先排查，检测结果需要等待约××时间，待结果出来后方可凭发热门诊的分流单到门急诊就医或办理住院手续，请您配合！"

2. 动作要求　详细讲解就诊流程，带患者至分诊处进行分诊挂号。

（三）收治患者入抢救室（发热门诊）

1. 语言示范　"××家属，您好！你的家人需要抢救，请您先在外面等候。我们将尽全力抢救，有什么进展会随时联系您，感谢您的配合！"

2. 动作要求

（1）表情严肃、言语有力而不生硬，将患者家属安置到抢救室外等候，关闭抢救室门。分诊台护士安排家属就座。

（2）抢救时动作迅速，充分运用肢体语言，用镇定的眼神、熟练的动作取得患者的信任和配合。对于清醒的患者，操作前做好解释工作。

（四）收治患者入观察区（发热门诊）

1. 语言示范

（1）"×先生/女士，您好！根据您的病情需要，需安排您入住观察区，现在由我带您到观察区，请跟我来！"

（2）"×先生/女士，您好！我是您的主管护士××，现在我向您做入科介绍。这些物品（列举物品具体名称）您都可以使用，使用时请注意安全，有什么需要请随时告知，我会尽力协助您。"

（3）"×先生/女士，您好！根据您的情况，需要进一步观察，在结果未出来之前，请您配合隔离治疗，不要离开病房，保持病房门的关闭状态，谢谢您的理解和配合！"

2. 动作要求

（1）带患者、家属（根据需要留家属）入住观察区。

（2）详细做入院介绍，指导呼叫铃、煮水壶的使用及注意事项。提醒患者及其家属设备带上的电源接孔为医疗用电专用，禁止充电等。

（五）缴费（发热门诊）

1. 语言示范 "×先生/女士，您好！这是您的处方、输液笺和检查单，请您微信扫描处方右上角的二维码完成自助缴费，完成后请自行保管处方，并将检查单和输液笺交给我们，我们会尽快安排您的治疗。"

2. 动作要求 耐心细致地指导患者及其家属缴费流程。

（六）采集标本（发热门诊）

1. 语言示范

（1）"×先生/女士，您好！请您出示证件/信息，请问您最近有外出吗？请问您什么时候去过什么地方？请您完善表格上的信息，出示您在网上成功预约检测的收费流水号，我们为您打印标签。"

（2）"×先生/女士，您好！请您就座，现在为您采集标本，我需要跟您核对一下信息，请说出您的名字和年龄，我们将……（采集标本的流程和患者配合的事项）其间可能会有些不适，请您稍稍坚持。标本已经留取成功，谢谢您的配合！"

2. 动作要求

（1）态度和蔼，详细询问患者的情况，耐心解答患者提出的问题。

（2）按操作规程正确留取标本。

（七）外送影像检查资料（发热门诊）

1. 语言示范

（1）"×先生/女士，您好！约10分钟后要送您做××检查，请您做好准备，我们会有专人陪同。"

（2）"×先生/女士，您好！现在带您到××科检查，您准备好了吗？您有没有什么不舒服？"（向患者了解检查前准备工作的落实情况。）

2. 动作要求

（1）向患者交代外出检查前要根据需要排大小便，带外套以保暖。

（2）危重患者要有医护人员陪同。

（3）天气冷时注意保暖。

（八）分流（离院/转入病房）（发热门诊）

1. 语言示范

（1）"×先生/女士，您好！您的标本结果已经出来了，您可以凭身份证在自助机打印检验/技诊结果，领取结果后到诊间找医生开分流单，然后向挂号台护士出示分流单便可离开发热门诊。回家后请按时用药，注意饮食调理，如有不适请及时就诊。"

（2）"××家属，您好！因病情需要，医生为您联系××科进一步治疗，这是入院单，请您携带您和患者的身份证、您和患者的标本检测结果及分流单在入院处办理入院。办理成功后您会领取一份纸质资料，请您将它带回发热门诊，届时我们会联系××科，安排医护人员送患者去病房。"

2. 动作要求

（1）耐心细致地指导患者及其家属打印检验结果流程或办

理入院流程。

（2）规范手势，指引诊间或主体楼方向。

（3）将病历资料、药物等送至患者手上。

（4）患者离开时，送其至门口。

（5）与相应科室做好沟通。

（6）协助患者更换自己的衣服或患者服。

（7）患者转科时与相应科室的医护人员做好交接。

（8）为患者及其家属拿行李（用75%的乙醇喷洒物品表面），送其至门口。

（9）纸质资料需先用物表消毒机消毒。

（九）指引开单检测（采样区）

1. 语言示范 "先生/女士，您好！您可以在××医院公众号预约或到门诊任何诊室挂号开单。"

2. 动作要求

（1）耐心解释。

（2）规范手势，指引门诊大楼。

（3）带就诊者到流程张贴处。

（十）缴费（采样区）

1. 语言示范

（1）"先生/女士，您好！您可以扫描诊疗单右上方的二维码支付，支付完成后，凭处方的流水号打印标签，再到标本采样点进行采样。"

（2）"先生/女士，您好！人工缴费需要到门诊楼收费处排队交费，交费完成后凭处方的流水号打印标签，再到采集点进行采样。"

2．动作要求

（1）规范手势，指引门诊收费处。

（2）规范手势，指引标签打印处。

（3）规范手势，指引标本采集点。

（十一）指引排队打印检测标签（采样区）

1．语言示范

（1）"先生/女士，您好！请出示您的流水号。请问您的名字及年龄？标签已经打印成功，请您到采样点（指明具体地点）取样。"

（2）"先生/女士，您好！请先到打印点打印标签，需出示您的流水号，打印标签后再到采样点进行检测。"

2．动作要求

（1）态度和蔼，主动热情，标签打印完毕后双手将物品递给患者。

（2）规范手势，指引采样点。

（3）规范手势，指引标签打印处。

（十二）采集样本（采样区）

1．语言示范　"×先生/女士，您好！请您就座，现在为您留取××标本，我需要跟您核对一下信息，请说出您的名字和年龄。我们需要……（采集标本的流程和患者配合的事项）其间可能会有些不适，请您稍稍坚持。采样过程可能有些不适，请您稍稍忍耐。请您脱下口罩。标本已经留取成功，请戴好口罩，谢谢您的配合！"

2．动作要求

（1）按操作规程正确留取标本。

（2）准备好纸巾。

（十三）解答检测结果出报告时间及领取方式（采样区）

1. 语言示范

（1）"先生/女士，您好！检测出结果时间从采样后开始计算，约需××时间。届时可以在××医院公众号查询，请您耐心等候。"

（2）"先生/女士，您好！检测结果出来可以在医院公众号查询。如果您需要纸质版结果，可凭身份证在门诊大厅任何楼层的自助机打印，或到门诊人工服务台打印。"

2. 动作要求

（1）语言亲切，耐心解答患者的问题。

（2）规范手势指引。

情景示范

情景示范：一位中年男性患者测体温发热，前来发热门诊就诊

◆ 发热门诊分诊台

护士："先生，您好！请问有什么需要帮忙吗？"

患者："我来医院看门诊，发热，体温37.5度，门诊指引让我看发热门诊。"

护士："您请坐！请戴好口罩。除了发热，您还有其他不舒服吗？"

患者："没有。"

护士："您近期有离开过本市前往其他地方吗？"

患者："没有，我一直在家。"

护士："请您再次量体温。"（协助患者夹好体温计/耳温计测量。）

（10分钟后）

护士："您刚才测的体温是37.6度。按规定，您需要在发热门诊就诊排查，等待初步采样结果需要××时间，待结果出来后方可凭发热门诊的分流单到门急诊就医，请您配合！现在麻烦您出示身份证、诊疗卡、病历本，并完善表格上的信息，我们将为您办理挂号。"

患者："好的！"（在护士指引下填写流调表及就诊记录表。）

护士："您好！现在已经帮您挂好号了，请到内科诊间等候就诊。"（护士带患者到内科诊间门口就座，指引其候诊。）

◆　发热门诊内缴费

患者："护士，请问怎样缴费呢？"

护士："这是您的处方、输液笺和检查单，请您微信扫描处方右上角的二维码或在自助机缴费，完成后请把处方、检查单、输液笺交给我们，我们再安排您的治疗。"

患者："好的，谢谢！"

◆　标本采样室采样

护士："先生，现在您需要采集标本，请您跟我到标本采样室。"（患者进入采样室。）

护士："先生，请您就座，现在为您留取标本，我需要跟您核对一下信息。请说出您的名字、年龄，我们需要……（采集标本的流程和患者配合的事项）其间可能会有些不适，请您稍稍坚持。如果您很敏感，可以先准备好纸巾。"

患者："好的。"

护士："先生，请您摘下口罩。您叫什么名字？"

患者："××。"

护士："好的，×先生。现在帮您采集标本。不用紧张。"（护士按要求规范采集标本。）

护士："标本已经留取成功，请戴好口罩。请您再次报您的姓名及年龄。"

患者："××，45岁。"

护士："好的，请您在这里等候结果，谢谢您的配合！"

◆ 分流就诊

（大约××时间后，护士在系统查看张三的采样结果为阴性，并打印好报告单。）

护士："×先生，您好！您的检测结果为阴性，这是您的报告单。请您到诊间找医生开分流单，然后向挂号台护士出示分流单方可离开发热门诊，再到门诊相应的科室就诊。"

患者："好的，谢谢您！"

（陈瀚熙　何斌斌）

第十三节　急诊护士行为规范

一、基本行为规范要求

（一）院前急救护士基本行为规范要求

1. 院前护士应严格遵守院前急救相关规章制度，与院前急救指挥中心保持及时、有效的沟通，服从任务调派，有问题及时请示、汇报。

2. 按要求规范着装，做好个人标准防护。有特殊任务时，应根据任务需要进行调整和准备用物。

3. 按照要求认真检查院前急救用物、人员、通信、车辆等情况，随时做好准备，保证能够按照要求执行任务。

4. 第一时间接听院前急救专线电话，核实任务信息，启动任务，迅速通知相关人员出车，3分钟内出车。

5. 出车前根据具体任务可合理准备非常备用物，出车后及时补充和整理消耗物品，保证物品完好待用。

6. 到达现场前应提前电话联系，以获得更多疾病信息，提前做好准备。

7. 如果因路途遥远、路况拥挤等特殊原因，预计15分钟内不能到达现场时，应提前汇报院前急救指挥中心，申请支援。

8. 按照院前急救处置流程对患者实施救护。

9. 患者需要转运时，应根据病情跟家属做好沟通。转外院要跟院前急救指挥中心汇报，三方通话。对需要立即复苏抢救的患者，应提前电话通知科室做好抢救准备。

10. 院前急救任务过程中，要充分发挥团队协作精神，分工合作，通力协作，有序完成任务。

11. 时刻牢记安全第一的原则。

（二）预检分诊护士基本行为规范要求

1. 预检分诊护士应着装规范，佩戴工卡，按照要求做好标准防护。

2. 主动热情，礼貌待人，对所有患者一视同仁，按照急诊急救原则开展工作。

3. 分诊护士负责接诊、评估、挂号及必要的初步紧急干预等工作。按岗位职责为患者分级后，将其安排在合理的就诊区域，按照轻重缓急的优先顺序就诊。

4. 分诊护士在结合主、客观资料的评估后，被分为Ⅰ级和Ⅱ级的患者应立即将其安排进入抢救室。对纳入急诊重点病种或五大中心建设的病种，应及时启动绿色通道，在分诊系统勾选，按照相关流程快速处置患者。

5. 注意维持各诊室秩序，做好协调工作，当就诊患者较多不能在规定时间内得到响应时，应及时启动应急预案，呼叫增援。

6. 对正在候诊的患者应持续给予关注，发现病情变化或超过响应时间时应及时给予再次评估，并根据评估结果重新分级就诊。

7. 对前来问询的患者/家属，按照首问负责制的要求做好解释和指引工作，尽量协调资源，妥善解决患者的需求。有需要时应尽快汇报护理带班组长、护士长，寻求帮助。

（三）绿色通道护士基本行为规范要求

1. 绿色通道护士应着装规范，按分诊岗位要求做好标准防护。

2. 分诊发现胸痛、脑卒中、心力衰竭、呼吸衰竭、创伤、颅脑损伤等急诊需要重点关注的病种时，应及时启动绿色通道，按照相应的流程在规定时间内给予特定的干预措施，如心电图、血糖检测、肌钙蛋白检测、建立胸痛表、建立静脉通路、采血送检等。

3. 绿色通道护士应熟练掌握急救绿色通道相关流程和相关的疾病的知识。

4. 做好交接，协助完成初步的干预措施。有需要时准备后续送检物品和呼叫送检人员等。

5. 向患者及其家属做好解释工作，安抚其情绪，取得其配合。

（四）留观区护士基本行为规范要求

1. 着装规范，按照要求做好个人防护。

2. 根据留观患者出入安排，做好患者入室和出室的准备工作。

3. 患者入室时，留观护士应即刻予以接待，主动介绍打招呼，安排并带患者到指定留观床位。

4. 分管床位的留观护士应尽快给患者进行初步的监测和病情评估，介绍自己和留观区的环境及注意事项，如行李物品、陪护、订餐等。

5. 建立患者身份识别标识，书写护理记录，定期巡视患者。

6. 根据患者病情，合理安排患者完善相关的检查和治疗。检查治疗前应做好解释和宣教工作，有需要时应呼叫工勤辅助人员送检。

7. 在日常护理工作中，做好患者的心理护理和健康教育，及时观察患者的思想动态，向其提供相关的疾病知识。

8. 熟悉当天每班次的管床医生动态，做好每班的患者床边交接。

9. 护理患者时操作要轻柔，夜间注意控制音量，若其他就诊者声音较大时，应及时提醒。

（五）抢救室护士基本行为规范要求

1. 着装规范，按照要求做好个人防护。

2. 负责抢救室危重患者的抢救、观察、送检、转运等工作。

3. 护士要熟练掌握急救知识和急救技能、常用抢救药物的用法及各种抢救设备仪器的使用方法，配合医生做好抢救工作。

4. 具有较强的应变能力和观察能力，密切观察患者的病情变化并及时记录，能及时发现病情变化并报告处理。

5. 具有一定的交流能力，及时与患者家属沟通，取得家属的信任。在危重患者面前，不但需要优秀的护理技术，还需要一定水平的心理护理，以消除患者紧张、恐惧的情绪。

6. 抢救时态度严肃，不得谈论与工作无关的事，尤其是患者死亡时，不得谈笑，适时安慰家属。

（六）输液室护士基本行为规范要求

1. 着装规范，按照要求做好个人防护。

2. 主动关注和指引前来输液治疗的患者。

3. 做好身份识别，核对患者基本信息，核对治疗需求和药物明细等。

4. 主动告知患者等候顺序和大概等候的时间，建立心理预期，增加护患之间的信任关系。

5. 按照流程打印瓶签、配制药物、做好输液治疗前的准备工作。

6. 执行治疗前应再次核对患者信息，并针对治疗内容做好健康宣教和需要取得配合内容的告知。

7. 在执行治疗时，一边完善操作流程，一边给予患者必要的心理支持和治疗相关专业知识的宣教。

8. 患者输液治疗过程中应加强巡视，主动关心患者。有患者呼叫并寻求帮助时，应及时回应，并尽快解答。

9. 输液结束后应再次做好宣教，告知注意事项。

二、常见护理场景行为规范要求

（一）接听院前急救调度电话

1. 语言示范 "您好，我是××医院××（认真核对院前急救任务信息，包括患者呼车主诉、地址、联系人、电话等）。收到，我们马上出车，我的工号是×××。"

2. 动作要求

（1）院前急救电话响时应暂停手头工作，迅速接听电话，响铃不超过3次。

（2）进行及时、有效的沟通。

（二）出车后与呼救现场联系

1. 语言示范

（1）"先生/女士，您好，这里是××医院院前急救医生/护士，请问患者现在情况怎样？患者最主要是哪里不舒服？接车地址准确吗？附近有什么单位或比较显著突出的标志性建筑？"

（2）"先生/女士，您好，救护车已经在开往现场的途中了，现在已经到×××位置，如无特殊情况，将很快到达。为便于我们更快速地到达现场，请安排一位家属在路边接车，看到救护车时请您招一下手，我们的车会打开警灯/警报。"

2. 动作要求

（1）迅速做好出车准备，3分钟内出车。

（2）主动与呼叫人联系，态度诚恳，取得其信任。

（3）必要时应在电话中给予急救指导，语言尽量简洁、准确。

（三）到达现场、接触患者

1. 语言示范

（1）"先生/女士，您好，我们是院前急救医生/护士，请问您哪里不舒服？请您放松，我们马上为您检查、处理。"

（2）"先生/女士，您好！患者需要回医院做进一步检查和治疗，请您携带好患者的既往就诊病历、身份证、医保卡等证件随我们一起回医院。"

2. 动作要求

（1）待救护车停稳后，先评估现场环境是否安全。

（2）迅速拿齐急救用物，快步赶赴现场。

（3）以快速的动作、熟练的操作和冷静的态度取得患者及其家属的信任。

（4）适当给予患者或家属语言上的安抚。

（四）分诊与挂号

1. 语言示范

（1）"先生/女士，您好！请问您这次最主要是哪里不舒服来急诊就诊？请问您这些症状是从什么时候开始的，症状一直持续吗？以前身体情况怎么样？既往有什么疾病吗？请您坐在这里，现在给您测量生命体征。"

（2）"先生/女士，您好！您是第一次来我院就诊吗？麻烦出示身份证、医保卡（如没有证件，请患者家属完整填写登记表）以便录入信息。"

（3）"先生/女士，您好！已经为您分诊挂号，这是您的挂号标签，请核对您的信息是否正确。鉴于您目前的情况，我们准备安排您在××诊室就诊，请到××诊室门口候诊，看到屏幕显示或听见叫号时请进入诊室就诊。"

2. 动作要求

（1）接待患者时态度和蔼，声音温柔，同时也要保证患者/家属能够清晰地听到说话内容。

（2）测量生命体征时动作轻柔，协助患者取舒适体位，注意保护隐私和保暖。

（3）快速、准确录入信息，与患者一同核对身份资料。

（4）对没有证件或首诊患者应加以指导、协助其填表。

（5）双手递给患者病历。

（6）规范手势，指引就诊方向。

（7）对行动不便的患者应提供帮助，如搀扶、提供轮椅等。

（五）分诊台接听电话

1. 语言示范

（1）"您好，××医院急诊挂号台。请您稍等，我帮您查询/转达。"

（2）"先生/女士，您好！您说的情况我们大致了解了，理解您现在很着急，但是没有见到患者，我们不能对患者进行病情评估，无法做出准确的病情判断。请您带患者到急诊，我们评估病情后再挂号安排您就诊。"

（3）"先生/女士，您好！对不起，您咨询的问题需××科/部门为您解答，请拨打……谢谢您的理解！"

2．动作要求

（1）态度诚恳，声音温柔，语言准确，指引清晰，解释耐心。

（2）注意说话的语气、语调，忌不耐烦地应对。

（3）待患者收线后再挂断电话。

（六）咨询、问路

1．语言示范

（1）"先生/女士，您好！有什么可以帮助您？这个地方在××楼×层，请您从这边直走，右转……"

（2）"先生/女士，您好！厕所请往这边走，小心地滑，中间是无障碍厕所。"

（3）"先生/女士，您好！抱歉，请稍等，您咨询的问题，我请护理组长（医生）过来为您解答。"

2．动作要求

（1）尽量起身迎接、解答。

（2）规范手势指引，忌用单个手指到处指。

（3）条件允许时亲自带路。

（七）维持候诊秩序

1．语言示范

（1）"先生/女士，您好！为保护个人隐私，保证高效的就诊秩序，诊室内每次只能有一名患者及家属就诊，您可以先在候诊大厅坐着等候叫号，再进诊室就诊。"

（2）"先生/女士，您好！请不要在诊室门口围观，避免影响医生诊治，谢谢您的合作！"

（3）"先生/女士，您好！今天人多，请不要着急，很快就轮到您了，如果过程中有身体不适的改变，可以随时告诉我们，我们会再次为您评估病情。"

（4）"先生/女士，您好！因为这位患者病情比较紧急，我们安排他/她优先就诊，请您谅解，谢谢配合。"

2. 动作要求

（1）耐心解释，态度诚恳。

（2）规劝患者有序候诊时适当运用目光、肢体语言，取得患者的理解和配合。

（3）有特殊情况要及时和护理带班组长、医生沟通。

（4）发现病情变化危及生命的患者，应立即安排其到抢救室抢救。

（5）提醒医生按照分级排序，有序接诊。

（八）快速甄别需要进入绿色通道的患者

1. 语言示范

（1）"先生/女士，您好！请问您哪里不舒服？这次发病到现在多长时间了？我们马上为您进行心电图检查，请您不要紧张，配合我们对您的疾病进行评估。"

（2）"先生/女士，您好！请您先坐下，配合我做一些必要的检查，请您抬起双手、请您用力握一下我的手、请您……"

2. 动作要求

（1）接待绿色通道患者时护士应表现迅速而镇定。

（2）熟练掌握急救绿色通道的相关流程。

（3）查体时动作轻柔，语言指令要准确易懂。

（九）患者做心电图检查

1. 语言示范

（1）"×先生/女士，您好！我接下来要给您进行心电图检查，请将衣扣解开（撩起上衣）露出胸口。请别紧张，检查期间有不舒服请随时告诉我。现在为您涂抹酒精，有点凉。检查约需要3分钟，其间请尽量保持安静不动，谢谢您的配合！"

（2）"×先生/女士，您好！心电图做好了，请您不用紧张，我带您去看医生。"

2. 动作要求

（1）检查动作轻柔，神情专注。

（2）协助患者取舒适体位。

（3）注意遮挡，保护隐私。

（4）检查完毕，协助患者整理衣物。

（5）整理好心电图机的导联线。

（十）与绿极通道医生沟通

1. 语言示范

（1）"×医生，您好！这位是因×××主诉来诊的患者，根据分诊初步评估，应纳入胸痛绿色通道流程，现在已经建立胸痛表，完善心电图检查，目前患者××，请您判读心电图，并决定下一步该如何处置。"

（2）"绿色通道患者××需要（复述一次口头医嘱）对吗？因情况紧急，我先按口头医嘱执行，请您尽快完善医嘱和病历。"

（3）"×医生，您好！请您和我一起核对药物。"

（4）"×医生，您好！这个医嘱我这样理解对吗？麻烦您再看看。"

（5）"×医生，您好！用物已准备妥当，请您与我一同护送患者到介入室（CT室）。"

2. 动作要求

（1）尊重医生，互相支持，分工合作。

（2）对医嘱有疑问时应多沟通，注意沟通的时间、场合，避免在患者、家属面前提出质疑。

（3）首诊负责制，将绿色通道医生带到患者面前。

（4）准备好会诊所需的用物。

（5）急用药时请和医生双人核对，并请医生手写处方。

（十一）提醒绿色道患者家属补缴欠费

1. 语言示范

（1）"××家属，您好！您的家人已经完善检查并得到及时的救治，经过治疗后病情有所好转，麻烦您抽空补交一下当时救治的费用，谢谢！"

（2）"××家属，您好！您可以微信扫描处方单右上角的二维码或者在这边的自助机缴费，如果需要在人工窗口处理，请到××楼××号收费窗口。"

2. 动作要求

（1）先救治，后缴费。

（2）耐心指导家属缴费、取药流程，除了语言指导，最好有文字指示，避免家属来回跑。

（3）注意语气和蔼，避免催促家属。

（十二）接待留观患者

1. 语言示范 "×先生/女士，您好！我是您的责任护士××，根据病情您需要在急诊留观。这是您的手腕带，我先核对一下您的基本信息，您的姓名是××，今年××岁。您留观期间请一直佩戴好这条手腕带，所有治疗我们将通过手腕带核对您的信息（向患者讲明原因），以确保准确无误，感谢您的配合。"

2. 动作要求

（1）尊重患者，礼貌称呼患者，禁用床号代姓名。

（2）自我介绍时手指胸卡，说出自己的姓名。

（3）与患者核对身份信息后亲手戴上手腕带。

（十三）入室宣教

1. 语言示范

（1）"×先生/女士，您好！这是给您安排的留观床位，床号×××。为了更好地监测您的病情，我们需要为您戴上心电监护仪（向患者宣教注意事项）。我给您简单介绍一下急诊留观区的环境，这边是医生办公区域，您的主管医生是××（介绍其他环境等）。因院感要求和实际环境限制，留观期间最多只能留一名陪人，请您和家属配合我们的工作好吗？谢谢您的理解和配合！"

（2）"×先生/女士，您好！医院内请勿吸烟，谢谢您的配合。"

（3）"××家属，您好！为避免交叉感染，请您不要坐在病床上。"

2. 动作要求

（1）协助行动不便或者带有补液的患者躺在病床上，摆好体位，协助其更换患者服，注意保护隐私。

（2）接好心电监护仪，密切监测其生命体征。

（3）告知陪人陪护要求和生活物品的放置要求。

（十四）常规护理操作（如抽血、静脉输液等）

1. 语言示范

（1）"×先生/女士，您好！请把处方和针剂放入对应床号的篮子里，我现在核对，请您在床边稍等。"

（2）"×先生/女士，您好！我是您的责任护士××，根据医嘱现在要给您输液/采血，我跟您核对一下信息可以吗？请问您叫什么名字？手腕带请让我看看好吗？"

（3）"×先生/女士，您好！请问您吃东西了吗？请问您需要上洗手间吗？请您把衣袖往上拉一点，暴露手臂。我评估后建议您的穿刺部位选在××位置，您觉得合适吗？请问您现在这样躺着舒服吗？需要我为您调整一下床头的高度吗？"

（4）"×先生/女士，您好！我即将为您穿刺，请您放松，穿刺进针瞬间会有少许疼痛感，还需要您坚持，不要移动手臂。"

（5）"×先生/女士，您好！现在已经打好针了，输液时间较长，请不要自行调速，我们会加强巡视的，有需要请直接呼叫我们。"

2. 动作要求

（1）看到家属拿药过来应主动接药，做好注射流程的解释。

（2）三查七对，动作轻柔，神情专注，关心患者。

（3）严格按操作流程操作。

（4）操作前做好解释工作。

（5）注意遮挡患者，体位舒适。

（6）操作中适当与患者对话，减轻患者的紧张情绪。

（7）操作完毕，告知患者注意事项，整理好患者的床单位。

（十五）回答患者或家属的质疑

1. 语言示范

（1）"×先生/女士，您好！您的注射单用法/剂量有些疑问，我现在需要去核实后再来为您执行，请您稍等。"

（2）"×先生/女士，您好！您的输液卡遗失，我们和药房沟通过了，请您带上病历和发票到药房重新打印一张输液卡。"

（3）"×先生/女士的家属，您好！关于费用问题您可以凭缴费凭证在自助机或收费窗口打印明细单，如果还有疑问可以向我们提出。"

（4）"×先生/女士，您好！管床医生正在执行×××急救任务，请您稍等片刻，他回来后我会第一时间告知他，或者我先通知其他医生帮您处理好吗？"

（5）"×先生/女士，您好！我正好在处理另外一名患者，请您稍等，我处理完马上就来您这边，您看可以吗？"

2. 动作要求

（1）认真听取患者及其家属的疑问，耐心解释，不能用"忙"来推诿，更不能置之不理或冷漠待之。

（2）不中途打断患者及其家属的问话。

（3）态度诚恳，主动与医生及相关部门沟通，积极为患者解决问题，尽量不让患者或家属来回奔走、自行解决。

（十六）与抢救患者家属谈话

1. 语言示范

（1）"先生/女士，您好！您是患者××的家属吗？他伤势很重，需要立即抢救，请您不要离开，我们先尽力抢救，并随时与您沟通病情和救治情况，请您暂时到外面等候，以免影响抢救，谢谢合作！"

（2）"先生/女士，您好！我们要立即抢救患者，请您先到分诊挂号处补办挂号手续。"

（3）"先生/女士，您好！您家人的病我们已经尽力了，很遗憾，请做好思想准备，多保重。"

2. 动作要求

（1）与家属谈话时要用简洁明了的语言，避免专业术语。

（2）与家属谈话时需镇定，表情严肃，语气诚恳，语句谨慎。

（十七）危重患者新入抢救室

1. 语言示范

（1）"×先生/女士，您好！这里是急诊抢救室，我是您的责任护士××，因医院感染控制的原因，家人不能在这里陪您，您有什么需求请和我说，我们会一直在您身边。这段时间的治疗过程会比较辛苦，您要加油，我们一起努力！"

（2）"×先生/女士，您好！您别着急，这里有医生和护士，我们都会帮您的。"

2. 动作要求

（1）扶患者躺上病床。

（2）用轻柔的动作为患者装置心电监护及相关监护设备。

（3）协助患者更换患者服，摆放用物。

（4）一边做上述动作，一边做口头入室宣教，尽量消除患者因陌生环境又无家属在身边的恐惧心理。

（5）如病情危重者不能进行语言沟通，可用非语言沟通技巧，如使用文字、动作、眼神等方式进行解释，鼓励患者配合治疗。

（十八）进行导尿、插胃管等侵入性操作

1. 语言示范 "×先生/女士，您好！因病情需要，现在给您导尿/插胃管，操作的时候会有些不太舒服，请您放松！如您觉得不舒服，请深呼吸，我们会尽量操作轻柔些！管道已经留好了，请不要自行拔管，这些管道都会有助于您病情的恢复，自行拔管也会加重或导致新的损伤。"

2. 动作要求

（1）动作轻柔，协助摆好体位，注意遮挡，保暖，交代注意事项。操作过程中要关注患者的整体情况。

（2）操作前向患者解释做这项操作的原因和流程，以取得患者的配合。

（十九）患者转专科住院

1．语言示范

（1）"×先生/女士，您好！考虑到您的病情，您需要转专科病房进一步治疗，今天已经跟专科病房联系好了床位，准备现在转送您过去。我们已经通知您的家属在外面等候，我现在就护送您去病房。感谢这段时间您配合我们的抢救工作，转到专科病房后要继续加油、配合治疗，祝您早日康复！"

（2）"您好，××科吗？这里是急诊抢救室，××患者已办好入院手续，请准备接收患者，请提前准备……用物，我们大约××（时间）送到。"

2．动作要求

（1）护士提前电话通知病房，携带好转运包、便携监护仪与医生一起送患者到住院科室，与病房医护人员做好床边交接班。

（2）向患者表达友好的祝愿，除了语言，还可以通过轻握手、轻拍肩膀等行为来鼓励患者，增加患者与疾病战斗的信心。

（3）帮患者整理好床单位或仪容、头发等。

（4）主动指导、协助家属办理转住院手续。

情景示范

情景示范一：急诊室分诊台（家属抱着小朋友向急诊大厅走来）

护士："您好！请问有什么可以帮助您吗！"

患者："我的孩子咳嗽，想看儿科××主任，但她的号已经挂满了，预约中心叫我来看急诊。"

护士："您请坐！请让我给小朋友测量体温和血氧。小朋友两周内有没有发过烧？是否有咳痰、气促呢……"（触摸小朋友的额头和小手，同时用耳温枪测量体温、用血氧夹测量血氧和心率，并做好解释工作。）

患者："没有发过烧，在家偶有一些白痰咳出来，其他症状都没有。"

护士："请问小朋友是第一次来我院就诊吗？"

患者："是的，我们是第一次。"

护士："那好，请问有携带小朋友的证件吗？"

患者："出门着急，没有带过来。"

护士："没关系，请您在这份就诊登记表上填写小朋友的信息，我手工录入信息挂号。"

护士：（5分钟后）"好！小朋友，请跟我到这边诊室看医生。"

情景示范二：急诊治疗室

家属："护士，我家人要打针，在哪里排队啊？"

护士："您好！请您在这边按顺序把处方和药品一同放在桌子上的等候篮内，我们会与您一起核查药物、处方后再配药打针，请稍等。"

家属："我家人是80多岁的老人家了，腹痛得厉害，能优先吗？"

护士："我先看看您家人的治疗内容。"（1分钟后）"我们核查处方发现老人家有肌内注射和静脉注射，我们先为老人家肌内注射镇痛药，然后安排座位给他入座，待配好药后会及时给他注射的。谢谢配合。"

家属："好的。"

情景示范三：急诊治疗室（输液治疗过程）

护士："您好！我是护士××，现在请让我为您评估血管情况，等会儿帮您输液。"

患者："好的。"

护士："请问您叫什么名字？"

患者："我叫××。"

护士："××是吧？现在我准备给您输液，您需要先上厕所吗？"

患者："不用。"

护士："医生给您开了验血，我在打针时先抽血再输液，验血约1～2小时后出报告，您可以在任一自助打印机打印报告。"

患者："好的。"

护士："我准备给您扎针了，请你稍紧握拳头，会有一点点疼，不用紧张。"

患者："扎好了没有？好痛。"

护士："已经成功了，请您放松拳头。"（查对、固定、调好滴速。）"请随我来这边坐着完成输液。"（带患者到座位并协助其挂好补液。）"请您不要自行调节滴速，以免发生意外，这是按铃，如有不舒服或疑问马上呼叫我们，我们会随时巡视的。"

患者："谢谢。"

情景示范四：急诊留观区（家属办好入院手续）

患者："护士，我们办好手续了，什么时候可以入院啊？"

护士："请您将入院资料给我，我先登记，再联系病房。确定了可以送入院的时间后，我会第一时间告诉您。请您稍等。"

护士：（登记、电话联系病房）"我已联系病房，患者刚出院，病床正在消毒，30分钟后送入院，请您稍等。"

患者："好的。"

情景示范五：急诊抢救室（抢救室门外）

护士："请问哪位是××家属？"

患者："在这里。"

护士："××现在仍在密切观察病情中，还需要进一步药物治疗，这是给他新开的治疗用药，还要麻烦您扫码/自助机/人工窗口缴费。缴费后将这个单据交给我们，我们会尽快安排用药。"

患者："我能到里面陪伴吗？"

护士："很抱歉，因为抢救室有多名患者且病情危重，为保证救护工作的顺利进行，抢救室无法满足家属陪伴的需求，请您谅解。我们会尽全力救治和护理患者的，请您放心。医生会向您沟通病情的。"

（陈瀚熙　何斌斌）

第四章
护士职业道德要求

第一节　护理职业道德概念

　　职业道德是从事一定职业的人们在特定的工作或劳动中的行为规范，是一般社会道德在职业生活中的体现。它反映着职业行为的道德发展方向，规定着职业行为的道德规则和道德标准。职业道德主要包括对职业价值的认识、职业情感的培养、职业思想的树立、职业意志的锻炼，以及良好的职业行为和习惯的形成等诸多方面的内容。

　　护理职业道德是护理社会价值和护士理想价值的具体体现，其与护士的职业劳动紧密结合。一方面，它以一般社会道德和一般医学道德为指导，引导护理人员树立崇高的道德理想和救死扶伤、全心全意为人民健康服务的道德理念；另一方面，根据护理学中的一些特定的道德准则和规范，引导护理人员热爱本职业，关心护理对象，遵守护理制度，钻研护理技能，开展心理护理，从而促进护理质量的提升。

（陈瀚熙　崔　虹）

第二节　医学道德基本原则

护理道德是医学道德的重要组成部分。离开了医学道德的基本原则就不可能正确地提出护理道德的规范和范畴。因此，医学道德的基本原则也就是护理道德的基本原则。不同社会的医德有着不同的医德原则。我国在1981年全国第一届医学伦理学学术会议上首次明确提出了"社会主义医德基本原则"。20世纪80年代中期，该原则经修改被确定为"防病治病、救死扶伤，实行社会主义人道主义，全心全意为人民健康服务"。这一表述科学地概括了我国医学实践活动的本质和服务宗旨，是衡量每个医务工作者行为品德的根本道德标准，对广大护理工作者具有重要的指导意义。

一、防病治病、救死扶伤

"防病治病、救死扶伤"是医学的根本任务和医务人员的神圣职责，是医务人员实现全心全意为人民健康服务宗旨的具体途径和手段，是医务人员医疗实践和医德行为的基本出发点。这一原则要求护理人员首先要正确认清自己的工作职责，树立对人民健康极端负责的态度，始终把患者和人民的健康利益放在首位。同时，在工作中还要通过刻苦学习、努力掌握精湛的护理技能。只有把高尚的道德情操和娴熟的护理本领紧密结合起来才能使防病治病、救死扶伤成为现实。

二、实行社会主义人道主义

实行社会主义人道主义要求护理人员对人的生命加以敬畏

和珍爱，对人的尊严予以理解和维护。对患者的权利给予尊重和保护，对患者的身心健康和疾苦给予关心和同情，谴责和反对各种形式的对患者的不人道行为，要平等对待每一位患者，包括战俘、囚犯、精神病患者和智力低下儿童等。对工作尽职尽责，对患者一视同仁。

三、全心全意为人民健康服务

"全心全意为人民健康服务"是护士"为人民服务"在职业活动中的具体体现，是社会主义护理道德区别于一切传统护理道德的本质特征，其包含深刻的含义和要求。我国医疗卫生事业属公益性质，是人民的事业。医护人员在职业生活中应做到情为患者所系，心为患者所想，智为患者所用，诚实守信，一切为了患者，为了患者的一切。护理人员要热爱人民，关心人民，要正确处理个人利益与他人利益、集体利益与社会利益之间的关系，端正服务思想，增强服务意识，改善服务态度，提高服务质量。同情、爱护患者，视患者如亲人，时时、处处为患者着想，不断提高护理技术和护理道德水平。

（陈瀚熙　崔　虹）

第三节　护士职业道德规范的基本内容

1988年，卫生部发布了《医务人员医德规范及实施办法》，对包括护士在内的医务人员提出了7条道德规范。据此，可以把护士的护理道德基本规范具体概括为七个方面。这七个方面的护理道德规范是在护理道德基本原则指导下制定的具体行为准则，它是评价护理人员行为是否道德的具体标准，反映了国家和人民对护理人员行为的基本要求。

一、爱岗敬业，自尊自强

能认识到自己所从事职业的社会意义，具有发自内心的乐意为人民身心健康服务的美好愿望及为此做出贡献的奉献精神，这是护理人员道德规范之首先要求。为此，护理人员应充分认识到护理工作的性质、意义和特点，培养自尊、自爱、自重和自强的良好品质，牢固树立为护理事业献身的道德理想。

二、刻苦学习，精益求精

护理工作者必须不断用高标准要求自己，加强学习，精益求精。努力学会新知识、熟练新技术、掌握新本领。更好地适应护理学科的发展需求，为患者提供优质的护理服务。

三、尊重患者，一视同仁

护理人员在为他人提供护理服务时应以平等的态度充分尊重他人的人格和权利，不因患者的贫富贵贱而采取不同的态度，不歧视传染病和精神病患者，更不能讽刺和辱骂患者，要急患者所急，想患者所想。理解患者的痛苦，给患者以安慰和帮助。尊重患者、平等对待患者是护理人员基本的道德规范和道德品质，也是建立良好护患关系的基础和前提。

四、认真负责，任劳任怨

护理人员要自觉地意识到自己对患者、对社会担负的道德责任，要以严肃的态度、严格的要求、严谨的作风遵守各项规章制度和执行各项操作规程，防止任何差错事故的发生。遇到复杂情况时要冷静、周密地处理。执行医嘱时要严格做到"三查七对"。对医嘱有疑问时要及时提出，主动沟通。

五、语言文明，举止端庄

护理人员的语言表达应当准确、恰当，尽量使用解释性、鼓励性语言，必要时要慎言守密。护理人员的举止应端庄、稳重，处处表现出训练有素，给患者以信赖和安全感，使其能积极配合治疗。

六、遵纪守法，廉洁奉公

护理人员要自觉抵制不正之风，绝不能唯利是图、见利忘义，以医疗护理服务作为牟取个人私利的手段，更不能趁患者之危和患者求诊治心切的心理，要挟和勒索患者。在当今市场经济的大潮中，护理人员务必保持清醒的头脑，遵规守纪，严于律己，要以自己廉洁的行为维护白衣天使的社会信誉和形象，坚持原则，维护患者利益。

七、互尊互学，团结协作

现代医学发展的趋势一是专业化分工越来越细，二是日益向综合化的整体方向发展。任何一例危重患者的成功抢救往往都是多部门、多学科、多专业人员团结协作、共同努力的结果。在患者治疗、康复和预防过程中需要护理人员与多部门和各类医护人员之间进行密切协作。这就要求护理人员在工作中一切从患者的利益出发，树立整体观念，顾全大局，互相尊重，互相理解，互相信任。

（陈瀚熙　崔　虹）

第四节　护士专业素质要求

一、道德与法律素养要求

护士要具备基于自律的专业伦理意识及人文关怀精神。

（一）良好的人生观及职业动机

良好的专业态度决定护理服务质量及个人职业生涯的成长与发展。护士不仅要了解患者的疾病及其反应，更应了解患者的内心感受及各种社会心理因素对患者身心健康的影响，满足患者的个性化护理服务需求。这些特征要求护士在工作中要具有人道主义关怀精神。在护理工作中，特别是频繁的护患接触过程中，要尊重患者的人格、权利、尊严及隐私，表现出对患者的关心、同情及爱护，能维护患者的利益。

（二）人文关怀理念

人文关怀的核心是"仁者之心"。要求护士能运用倾听、移情、证实、反馈等语言及非语言沟通方式了解患者的健康状况、心理感受及其文化、信仰和习俗，进而实施因人而异、因病而异、因治疗而异的护理服务。护士应经常思考"患者现在感觉如何"，并适时地与患者沟通，及时了解他们的需求，为患者提供体贴入微、技术娴熟的人性化服务。

（三）基于责任的法律意识

每个护士必须具有专业责任心及法律意识，做事认真负责，一丝不苟，敢于承担责任。必须随时了解与自己所从事的工作密切相关的卫生法律规范，明确自己在医疗卫生工作中享有的权利及应承担的义务，准确地了解本职责的法律范围。根据自己所受的专业教育及专业团体的规范要求，熟知各项护理工作的原理及效果，同时应明确哪些工作自己可以独立执行，哪些工作必须有医嘱或在医生的指导下进行，以防止发生法律纠纷。

二、专业知识及能力要求

（一）基于护理服务需要的知识体系及精湛技术

一名护士的日常工作需要评估患者、处理医嘱、完成各种治疗与护理操作，对患者的治疗与护理进行统筹管理，与医生、营养师、患者或家属等进行沟通等。繁忙而复杂的工作不仅需要护士具有系统完善的人文科学、医学基础理论、护理学基础及临床操作等多方面的知识储备，而且要求护士具有良好的基础护理技能、专科护理技能、健康评估技能、沟通技能、患者的综合管理技能、健康教育技能等多方面的技能。

（二）基于审美意识的个人素养

护士的行为及礼仪美是健康美与自然美的结合，要求护士仪表整洁端庄、表情自然、面带笑容、和蔼可亲，以开朗的态度对待服务对象及其家属。语言美要求护士对服务对象的问题耐心倾听，给予适当的答复。心灵美则要求护士在任何情况下要从利他的角度出发，为患者的利益考虑。环境美要求病室环境整洁，符合患者的身心需要，如病区的布局合理，病室光线充足柔和，室内温度、湿度要适宜，空气流通，整个病室整洁、美观、干净、陈设简单，颜色选择适宜等。

（三）基于大数据时代的信息素养

大数据的技术使漂浮的海量数据形成有规律的信息集群，使局部散在的信息汇总成有用的共享信息。这些大数据在改变生活模式、管理模式的同时，也在改变医学护理的思维与发展模式，对护理实践、管理及研究等方面都将产生巨大的影响。护理贯穿健康管理的全过程，院前服务、院中治疗、院后康复都离不开护理，而在每个环节中都需要高效的护理服务。大数据将在洞察数据价值、预防疾病蔓延、杜绝浪费、避免高昂医疗费用产生等方面发挥巨大的作用，使护理工作更高效。护士必须具有查找、阅读、评价、应用及创造信息的能力。

（四）基于共同目标的团队合作能力

患者的治疗及康复不是一个人所能完成的工作，需要护理、医疗、医技、营养甚至后勤保障等多部门的通力合作。在整个医疗护理服务过程中，在充分沟通的基础上，以团队合作精神使各专业充分配合，护士之间也要融洽地合作，为患者康复的共同目标而努力。

（五）基于发展的科研及终身学习能力

科研是提高护理专业知识及技能的科学、有效的途径。护士应多读前沿文献及报道，了解最新的科研成果，培养自己广阔的思路。在临床护理工作中，护士要有主动性及进取心，在护理专业领域中不断地创新及开拓，随时以最好的方式护理服务对象。护士要有独立学习及判断的能力，在遇到具体的护理疑难问题时能主动查阅有关资料，或者请教有关专家来解决问题。

三、身心健康要求

（一）基于专业需要的身体健康

护士经常面临各种危机、突发及多变的情况，涉及护士与服务对象、家属、医生及其他护士之间复杂的人际关系。护理工作需要护士日夜轮流值班，难免影响护士的日常生活规律等。护理工作的这些特点决定了护理是一个具有高强度压力的专业，需要具有良好的身体素质。

（二）基于专业特点的心理健康

专业护士应具备的良好心理素质包括以下6个方面。

1. 敏锐的洞察及感知能力　护理工作需要护士具有敏锐的洞察能力及感知能力，能通过应用专业知识及技巧，获取全面而准确的服务对象资料，以便及时观察服务对象的身心变化，预测及判断服务对象的需要，协助服务对象进行诊断及治疗，评价护理效果。

2. 精确的记忆力　护理工作的每一项任务都有严格的时间、具体的数量及对象的要求，而且需要专业知识，要求护士能精确地记忆每项护理措施的实施对象、时间、用量等内容。

3. 良好的分析及评判性思维能力　临床护理中，护士会遇到各种各样的护理问题，这就需要护士依据自己的专业知识，根据服务对象的具体情况分析问题，以创造性地解决服务对象面临的各种问题。

4. 稳定的情绪状态及积极的情感感染力　护士的工作情绪对服务对象及其家属有直接的感染及影响作用，这就需要护士在工作中保持稳定的情绪，遇事沉着冷静，适度地表达自己的情感，遇到紧急、危重服务对象抢救等情况时，要冷静不慌乱、有条理，以稳定服务对象及其家属的情绪，使服务对象产生安全感、亲切感及信任感。

5. 坚强的意志力 护理工作是一种复杂而具体的工作，涉及许多复杂的人际关系，也会遇到各种困难、委屈、挫折或误解，甚至会遇到难以想象的问题和难以处理的人际关系，这些都需要护士有坚强的个人意志力。在遇到困难及挫折时，能应用自己的意志力及控制力排除干扰，约束自己的言行，首先将服务对象的生命及健康放在首位，认真做好各项工作。

6. 良好的个性心理素质 个性心理素质包括气质、能力及性格。个性心理虽然是相对稳定的，但也有一定的可塑性。护士要善于了解自己的个性心理特点，克服个性心理中的不足之处，在工作环境中重塑自己良好的个性心理。

（陈瀚熙　崔　虹）

第五章
护士礼仪与行为规范培训及管理

第一节　护士礼仪与行为规范培训

　　护理服务培训是规范护理服务、提高护理质量的重要途径，也是临床护理工作的内在品质和灵魂，有助于提高护士的整体素质，塑造护士美好的职业形象，为患者提供更优质的护理服务。护士礼仪及行为规范培训在整套护理服务培训体系中占据重要地位。

一、培训目标

　　1. 完善护理服务内容，使护士掌握优质护理服务的内涵和标准。
　　2. 转变服务观念，提升护士的主动服务意识。
　　3. 培养护士的人文护理意识，使患者感受到护理温度。
　　4. 加强护士服务规范化培训，提升护士形象及职业素养。
　　5. 提高患者满意度，促进护患关系的和谐发展。

二、培训内容

（一）护士职业礼仪

　　护士职业礼仪包括着装、言谈举止、微笑服务等基础礼仪知识。

（二）沟通技巧

学习如何与患者及其家属进行良好、有效的沟通，包括语言表达、非语言沟通等。

（三）举止行为

培训护士的仪态、姿势、动作等行为规范，以展现专业形象。

（四）职业道德

遵守护士职业道德准则，强化护士的责任心和服务意识。

三、培训方法

建立护理部-片区-科室的"三级培训"模式，采用线上/线下授课、情景对话、模拟演练、案例分享、实际操作、小组讨论等多种形式进行培训。

1. 护理部成立护理服务小组。小组成员由各片区推荐的护理服务管理经验丰富的护士长/骨干组成，其主要职责是制订护理服务计划，考核评价标准和服务流程，设计培训内容和授课，督导服务措施的落实及考核，对存在的问题进行分析、反馈、整理、总结，针对薄弱环节强化培训。

2. 每年组织全院护士进行1～4次护理服务相关培训，邀请专家对全院护士进行线上/线下授课。

3. 护理部严格审核护理服务培训相关课件，一课多讲，服务小组成员经过统一培训后下沉到各片区/科室进行授课。

4. 将护理服务培训列入新毕业护士岗前培训的重要内容之一，护理部-片区-科室每年组织新毕业护士进行分级系统培训和考核，同时开展特色护理服务活动，通过角色转换，从患者的角度体验就诊过程并进行分享。

5. 规范护士行为，通过拍摄护理服务规范相关视频，在院内智慧系统或相关平台进行分享，定期组织全院护士学习，达到同质化护理服务的目的。

6. 通过全院护士长例会对护理礼仪现场督查的评分标准及考核方法做详细的培训及安排，用不同形式定期组织检查和反馈，将其纳入质量管理范畴。

7. 各片区开展圆桌座谈会或小组讨论，针对临床工作中存在的问题集中讨论并达成服务共识。

8. 科室根据各自专科的服务特点开展专科服务培训，如门诊、急诊、ICU、儿科、产房、特需病房等。

四、培训效果评价

（一）培训过程指标

1. 护理服务现场提问 护理管理者/护理服务小组现场提问临床一线护理人员，了解全院护士护理礼仪规范的执行和落实情况。

2. 护士礼仪现场实景考核 护理管理者/护理服务小组到病区进行现场实景考核，通过观察法、服务场景模拟等方式，针对护士仪容、仪表、日常接待礼仪、沟通、处理患者意见等内容进行考核。现场实景考核有助于护士针对不同情景予以现场指导及在护患沟通不到位时进行服务补救，为一线护士提供现场指导、指引、培训、监督、检查，达到规范护理行为的目的。考核结果与绩效挂钩。

3. 护理服务行为质量检查 护理部制定护理服务行为检查表，各层级管理者通过日常质量检查、夜查房、季度质量检查等渠道进行服务质量控制。

4. 病区满意度调查 护士长对在院患者进行问卷调查，及时了解责任护士为分管患者提供优质护理服务的情况。发现问题，及时解决，提升患者的就医体验。

5. 护理部满意度调查 每季度由专人对在院患者进行满意度调查，收集、汇总与护理服务相关的内容，反馈到病区，共同分析和整改。

6. 第三方满意度调查 结合第三方公司对出院患者进行电话满意度调查，尤其针对看病期间患者抱怨是否及时得到回应及出院时患者是否清楚之后的健康注意事项等问题，以及一些开放性的服务问题进行专项跟踪，限时完成整改。

（二）培训结果指标

1. 每年开展护理服务相关比赛 开展礼仪展示、护理服务等比赛。

2. 每年评优评先、树立正面典型 评选内容包括满意度十佳科室、服务之星、暖心护士等。

（崔　虹　柳　颖　王小霞）

第二节　护理投诉处理

护理投诉是指患者及其家属在医院接受医疗护理服务过程中，因对护理人员所提供的服务不满意而到有关部门反映问题的一种行为。投诉更多的是反映问题、提出意见和要求的行为，是患者及其家属维护自身权益的一种方式，双方冲突的方式比较温和，影响的范围较小，解决的方式相对简单，一般不涉及法律关系，没有什么特别的诉求。纠纷则是指医患双方对一些问题无法达成一致时双方所面对的一种争议和冲突的状态，往往伴有患方的诉求。本书提及的投诉处理不涉及护理纠纷，确切描述应为"服务补救"。

一、服务补救的概念

在服务失误发生后，服务的提供者为提高满意度、减少投诉而采取的一种补救服务质量的行为与活动。

二、服务补救的目的

修正与弥补服务过程中所造成的服务质量失误。

三、服务补救的流程

不同部门或机构应根据情况制定符合实际的服务补救或投诉处理流程。

1. **易所**　离开公共场所，到安静的地方，以免发生连锁反应。

2. **倾听**　不急于申辩，善用肢体语言，为投诉者倒一杯水。

3. **真诚**　友好诚恳的态度会降低投诉者的抵触情绪，有利于沟通。

4. **协商**　相互之间友好地表达，迅速解决，有度补偿。

5. **总结**　了解患者是否满意，再次表示歉意，感谢信任，重新表达服务意愿。

6. **互通**　通知相关人员注意相关事件和特别留意投诉人，做好跟进，避免再次激惹患者。

7. **跟进**　关注补救结果，评价解决效果。

（崔　虹　柳　颖　王小霞）

第三节 管理成效

一、护理团队内部

1. 全院护理人员的主动服务意识有明显提升。

2. 部分护理人员的沟通技能及应变能力有所提升。

3. 护理部牵头制定或修订各类服务规范，如《护理服务标准》《门诊服务规范》《接待规范》《电话规范》《呼叫铃使用规范》《员工行为规范》《住院服务规范》等。

4. 不同部门根据部门特点制定本科室服务敬语、禁语。

5. 增强护士责任心，按要求落实《护理首问负责制》。

6. 护士提升自身素质，体现自我价值。

二、患者层面影响

1. 提升患者的就诊、就医体验。

2. 患者的负性反馈减少，正性反馈增加。

3. 患者的满意度得到提升。

三、医院层面影响

1. 扩大医院影响力，提高医院软实力，使员工更有归属感。

2. 护患间的问题最小化，沟通更有效，关系更和谐。

3. 推崇多部门合作模式，主导或配合完成多例流程再造或改造。

（崔 虹 柳 颖 王小霞）

第四节 典型案例

通过典型案例分享，有助于分析和整改，提高护理培训效果。

一、案例解析

案例一：护理服务要注意"脸色"

小芳在护士站忙着写护理记录，患者过来询问事情，小芳头也没抬，一边写一边回答患者的询问。

不一会儿，医生有医嘱过来。小芳准备好药品就去给患者注射。她一边挂点滴一边告诉患者这是什么药，麻利地注射完就回到护士站忙其他的事情去了。

第二天护士长找到小芳，说有人投诉她没有热情服务，全程板着脸，好像谁欠了她似的。

护士长："你平时话就不多，面色比较严肃，有些不苟言笑，大家也都熟悉了你的性格，可患者不明白啊。你分管的患者常常有人问我，说你是不是生气了，我们大家也都帮你解释两句，不以为意。可现在有人投诉了。其实，患者常常会发现我们的不足之处，你自己也想一想。"

小芳：（由一开始的惊愕转为思考）"护士长，没想到患者会挑剔我们的脸色。一直以来我就是和患者不多说一句话的，现在仔细想了想，虽然我没有对患者不好，可也没有好，每天只想着干完工作就可以了，从来也不愿意与患者多交谈，大概这就是我的弱点吧。"

点评：护理工作既是技术性的，也是服务性的。护士的情绪、表情都会对患者产生一定的影响。不管是天生的严肃面孔还是因为琐事影响了心情，都要记得不要把自己的情绪带入工作中，更不要被情绪左右而影响判断，因为毕竟护士守护的是一条条鲜活的生命。

在与患者沟通和进行操作时，除了要保证遵守规章制度，别忘了还要通过肢体动作或语言让患者感受到护理工作中的人文关怀。一个微笑，一个抚触，可能就会让在痛苦中挣扎的患者倍感安慰。

感悟：表情是人们表情达意的一个重要的表现形式，它的作用大于言语的表达。护理工作的服务对象是人，不是一个物件，适当的表情是护患沟通的桥梁。例如，对患者的痛苦要表达出同情，对于焦虑的患者要给予安慰的神态。在不同的时间，对待不同的事件要做到神形统一，表情与言语配合使用，才能达到良好的沟通效果，不能因为不适当的表情神态引来投诉和纠纷。

案例二：多做/说一点点

一位青年患者因突发气胸入院。患者须隔天拍X线片了解治疗效果。患者的母亲比较严肃，要求较高。

一天，患者的母亲叫护士长进病房，问："今天带我儿子去拍片的护士做了几年啊？"

护士长听了也很紧张："做了差不多4年了，是不是有哪里做得不好？您和我说，我看看是哪里需要改进？"

患者的母亲说："这个护士非常适合在你们病房工作，你一定要好好培养她！"

经过详细了解，原来患者母亲对该护士的语言沟通非常赞赏，拍片结果出来后，该护士对患者的母亲说："检查结果出来了，今天的肺压缩15%，情况比上一次好，我真为您感到高兴！"

患者的母亲说："她可以不说后面那句话的，但她说了后面那句话，我的感受就完全不一样了！"

点评：同理心即站在对方立场进行思考的一种方式。护士在临床工作和护患沟通中，能够体会对方的情绪和想法，理解患者及其家属的立场和感受，并站在患者的角度思考和处理问题，这应作为护理人员必备的能力。

感悟：护理工作中做好细节服务，真诚的鼓励和赞美也是一剂良药。耐心沟通，多做一点点，应成为护理工作的常态。

案例三：不该说的，不说

患者家属晚上12点返回病房，值班护士问他："你回来干嘛？"家属说："陪妈妈。"护士说："患者不需要陪护，过几天可以出院，也请了阿姨，有事我们可以帮忙，你也没地方睡，早点回去吧！"家属不予理会，护士又说："一会儿保安来了也会赶你走的！"家属没有应答走进了病房。

随后该患者按铃，护士进病房后，患者质问护士为何要赶她儿子走，护士解释了相关的规定，患者和家属根本不听，反复质问护士为什么要保安赶她儿子走。患者儿子很气愤地说："我妈妈在这边住院我来陪是应该的。你凭什么赶我走？你不能'赶'我走，你知道吗？"

护士说："那我请你走可以吗？"

患者家属用手指着护士很激动地说："我今天走是给你面子！"

家属走到走廊时，正好碰到按时巡查的保安。

家属以为是护士叫来了保安要赶他走，更是气愤，并当场报警。随后警察来到病房，同家属解释，最后患者家属离开了病房。

从家属走后到天亮，该患者没有睡觉，一直在按铃，问她有什么事，患者也不说话，就是一直按铃。

点评：护士在执行医院规章制度的同时要注意人文关怀，在处理问题时要根据情况，用合适的方式和方法，站在对方的角度思考问题，尽量用温和的语气和礼貌用语，让对方感到关心和关爱，感到护士不只是在执行医院的规定。

感悟：护士礼仪及行为规范应渗透至护理工作的每一个节点，护士的言行应体现护理人员的专业性。护理技术是高度，护理服务是温度，要争取做一名"有温度"的护士！

二、话术解析

情景一：一位老人坐着轮椅，三名家属围着帮忙，因挡在通道中间，护士拟请他们腾挪出通道

护士A："哎呀，本来通道就窄，你们还挡在中间，路都被堵死了，赶紧往边上挪一挪。"

后果：三名家属情绪激动，差点造成肢体冲突，并提出投诉。

护士B："哎呀，老人家腿脚不方便，通道来往人多，来，咱们一起往边上挪一挪，千万别让人冲撞到老人家。"

结果：三名家属十分感激，赶紧将轮椅挪到一边，并感谢护士的提醒。

情景二：护士为患者做疾病宣教，为了解宣教效果，护士询问患者

护士A："刚刚我说的，您都听懂了吗？"

患者："懂了。"

（然后患者找主管医生再次询问，并说护士没怎么交代。）

护士B："请问我刚刚说清楚了吗？还有什么是您想了解的呢？"

患者："差不多吧，不过……"

（患者对一些细节提出疑问并获得再次了解。）

情景三：患者次日有腹部B超检查，护士进行检查前告知

护士A："您好，明天早上8点，您有腹部B超检查，所以请检查前一定要'禁食'。"

后果：患者特意在8点前完成了"进食"，导致检查没能完成，找护士长投诉是护士让其吃早餐。

护士B："您好，明天早上8点，您有腹部B超检查，这个检查需要空腹才能做的，所以在检查前，请您不要吃任何食物，但可以喝清水。"

结果：患者空腹顺利完成检查。

三、小结

1. 护理工作中，护士应保持规范的言行。
2. 个人习惯不是规范，护士应以规范为习惯。

（崔　虹　柳　颖　王小霞）

第六章
护士常用中英文礼貌用语

第一节 医院常用科室及职能部门名称中英文对照

一、医院常用科室名称中英文对照

Pancreas Center (Department of Pancreatic Surgery)	胰腺中心（胰腺外科）
Department of Gastrointestinal Surgery	胃肠外科
Department of Hepatobiliary Surgery	肝胆外科
Orthopedics	骨科
Department of Thoracic Surgery	胸外科
Department of Thyroid and Hernia Surgery	甲状腺疝外科
Department of Plastic & Peripheral Vascular Surgery	血管与整形外科

Department of Burns and Wound Repair Surgery	烧伤与创面修复科
Department of Oral and Maxillofacial Surgery	口腔颌面外科
Department of Renal Transplantation	肾移植科
Department of Urology	泌尿外科
Department of Otolaryngology Head and Neck Surgery	耳鼻咽喉头颈外科
Department of Neurosurgery	神经外科
Ward, Department of Gynecology	妇科
Department of Obstetrics	产科
Delivery Room	产房
Neonatal Intensive Care Unit	新生儿重症监护室
Extracardiac Comprehensive Ward	心外综合病区
Department of Cardiology, Section of Coronary Heart Disease	冠心病科
Department of Cardiology, Cardiac Electro physiology Pacing Section	心律失常科
Department of Nephrology	肾内科
Department of Endocrinology	内分泌科
Department of Gastroenterology	消化内科
Blood Purification Center	血液净化中心
Department of Hematology (Division of Transplantation)	血液内科（移植病区）

Department of Hematology (Division of Blood Disease)	血液内科（血液病区）
Department of Rheumatology	风湿免疫科
Department of Neurology	神经内科
Department of General Pediatrics (Pediatric Neurology)	普通儿科
Department of Ophthalmology	眼科
Department of Cardiology	心内科
Department of Dermatology	皮肤科
Department of Pain Management	疼痛科
Department of Geriatric Nephrology	老年肾病科
Department of Dermatology and Venereology	皮肤性病科
Department of Geriatric Neurology	老年神经科
Department of Geriatric Respiratory	老年呼吸科
Department of Geriatric gastroenterology	老年消化科
Pulmonary Oncology, Cancer Centre	肿瘤中心肺科
Breast Cancer, Cancer Centre	肿瘤中心乳腺科
Comprehensive (Interventional) Oncology Ward	综合（介入）肿瘤科病区
Department of Radiotherapy	肿瘤中心放疗科
Department of Geriatric Intensive Medicine	老年重症医学科

Department of Respiratory and Critical Care Medicine	呼吸与危重症医学科
Emergency Intensive Care Unit	急诊重症监护室
Emergency Department	急诊
Sampling Room	采样室
Injection & Transfusion Room	输液室
Operating Theater	手术室
Pediatric Intensive Care Unit	儿科重症监护室
Department of Respiratory and Critical Care Medicine	呼吸与危重症医学科
Neuroelectrophysiology Room EEG Room	神经电生理室脑电图室
Neuroelectrophysiology Room EMG Room	神经电生理室肌电图室
Neuroelectrophysiology Evoked Potential Room	神经电生理室诱发电位室
Department of Pathology and Laboratory Medicine, Pathology Section	病理医学部病理科
Blood Laboratory	血液室
Prenatal Diagnosis Center	产前诊断技术中心
Prenatal Diagnosis Library	产前诊断中心资料室
Prenatal Diagnosis of Cell Genetics	产前诊断中心细胞遗传室
CT Room	CT室
CT Operating Room	CT操作室

Special Consulting Room	特殊诊室
Isolation Ward	隔离病房
Emergency Room	抢救室
Protective Equipment Room	防护物品室
Director Office	主任办公室
Deputy Director Office	副主任办公室
Head Nurse Office	护士长办公室
Doctor's Office	医生办公室
Locker Room	更衣室
Surgical Locker Room	手术更衣室
Male Locker Room	男更衣室
Female Locker Room	女更衣室
Patient Locker Room	患者更衣室
Male Washroom	男卫生间
Female Washroom	女卫生间
Wheelchair Accessible Lavatory	无障碍卫生间
Washroom	卫生间
Nurse Station	护士站
Duty Room	值班室
Female Duty Room	女值班室
Male Duty Room	男值班室
Clothing Room	被服间
Potable Water	饮用水
Apparatus Room	仪器房

二、医院常用职能部门名称中英文对照

Supply Center	供应室
Buffer Room	缓冲间
Decontamination Room	洗消室
Soiled Utility Room	污物间
Shower Room	淋浴间
Medical Waste Exit	污物出口
Research Department of Medical Sciences	医学研究部
Phase I Laboratory	Ⅰ期实验室
Guangdong Provincial People's Hospital Public Laboratory	公共实验室
Hospital Administrative Office	医院办公室
Administrative Division	行政科
Medical Archives Division	档案科
Cooperation and Exchanges Division	交流合作科
Tendering and Procurement Management Center	招标与采购管理中心
Communist Party Committee Office	党委办公室
Party Organization Division	组织科
Party Publicity Division	宣传科

Code of Conduct Office	作风建设办公室
Service Supervision Center	医院服务监管中心
Party Building Research Office	党建研究室
Social Work Division	社工部
Discipline Inspection and Supervision Section	纪检监察处
Audit Department	审计处
Supervision and Audit Division	监审科
Cost Control Division	成本控制科
Human Resource Department	人事处
Human Resources Division	人力资源科
Payment Management Division	薪酬管理科
Professional Title Evaluation Office	职称评审办公室
Talent Office	人才工作办公室
Partnership Support Section	对口支援科
Retiree Services Department	离退休人员服务处
Retired Cadres Services Division	离休干部服务科
Retiree Services Division	退休人员服务科
Medical Affairs Department	医务处
Medical Affairs Division	医务科
Medical Quality Control Division	医疗质控科
Hospital Infection Control Division	医院感染管理科

Preventive Health Care Division	预防保健科
Organ Procurement Organization Office	器官获取组织办公室
Medical Operation Management Division	医疗运行科
Scientific Research Department	科研处
Scientific Research Division	科研科
Postgraduate Division	研究生科
Discipline Development Office	学科建设办公室
Education Department	教育处
Education Division	教学科
Continuing Education Division	继续教育科
Medical Simulation Education & Training Center	医学模拟教育培训中心
Medical Insurance Department	医疗保险事务处
Medical Insurance Management Division	医保管理科
Provincial and Municipal Medical Insurance Division	省（市）直医保科
Nursing Department	护理部
Nursing Quality Control Division	护理质控科
Nursing Education and Training Division	护理培训科
Transportation Division	输送科

Planning and Finance Department	计划财务处
Finance Division	财务科
Economic Management Division	经济管理科
Billing and Payment Division	收费科
General Affairs Department	总务处
Material Management Division	物资科
Infrastructure and Housing Management Division	基建房管科
Outsourcing Regulatory Division	外包服务管理科
Mechanical and Electrical Maintenance Division	机电维修科
Major Project Office	重大项目办公室
Security Division	保卫科
Medical Equipment Department	医疗设备处
Equipment Division	设备科
Medical Consumables Division	材料科
Equipment Maintenance Division	维保科
Information Management Department	信息管理处
Information Operation and Maintenance Division	信息运维科
Technology Application Division	技术应用科
Operations Management Division	业务管理科

Statistics Division	统计科
Library	图书馆
Office of Doctor-patient Relationship	医患服务办公室
Reception Room of Doctor-patient Relationship	医患服务接待室

（崔　虹　王菲菲）

第二节　常用临床护理操作中英文对照

一、基础护理

making the spare bed	铺备用床
making the anesthetic bed	铺麻醉床
assisting patients with bed mobility	协助患者床上移动
assisting the patient to move from the bed to the flat trolley	协助患者由床上移动至平车
assisting patients to turn over	协助患者翻身
assisting patients to cough effectively	协助患者有效咳嗽
oral care	口腔护理
oral care for patients with orotracheal intubation	经口气管插管患者口腔护理
bed bath	床上擦浴

hair washing in bed	床上洗头
assisting patients with dressing	协助患者更衣
bedside commode use for bedridden patients	卧床患者床上使用便器
care of incontinent patients	失禁患者护理
vital signs measurement and recording	生命体征测量及记录
patient ice pack usage	冰袋使用
hot water bottle for patients	热水袋使用
alcohol rubbing baths	酒精擦浴
corpse care	尸体护理
oxygen inhalation	氧气吸入
aerosol inhalation	雾化吸入
sputum suction	吸痰
nasal feeding	鼻饲
urinary catheterization	导尿
airtight bladder irrigation	密闭式膀胱冲洗
indwelling catheter care	留置导尿管护理
cleansing enemas	清洁灌肠
aseptic technology	无菌技术
putting on and taking off disposable barrier clothing	穿脱一次性隔离衣
patient admission process	患者入院流程
patient discharge process	患者出院流程

preventing patients from wandering	预防患者走失
the use of restraining straps	约束带的使用
intradermal injection	皮内注射
subcutaneous injection	皮下注射
intramuscular injection	肌内注射
intravenous injection	静脉注射
PICC care	PICC护理
vacuum tube blood collection	真空试管采血
sputum specimen collection	痰标本采集
pharyngeal swab specimen collection	咽拭子标本采集
CPR procedure	CPR急救流程
first aid procedure for airway obstruction in sober person	清醒者气道阻塞急救流程
first aid procedure for airway obstruction in unconscious person	意识不清者气道阻塞急救流程

二、专科护理

——‖ 内科护理 ‖——

glucose monitoring by portable blood glucose meter blood	便携式血糖仪血糖监测
subcutaneous insulin injection	胰岛素皮下注射
bedside endoscopy care coordination	床边内镜检查护理配合

triple-lumen, two-bladder tube compressions care coordination for hemostasis	三腔两囊管压迫止血护理配合
nursing care in gastrointestinal hemorrhage	消化道大出血护理配合
blood matching	配血
blood transfusion	输血
functional rehabilitation of limb movements in stroke patients	脑卒中患者肢体运动功能康复
aspiration prevention	预防误吸
fall prevention	预防跌倒
pressure ulcers prevention	预防压力性损伤
renal puncture biopsy care coordination	肾穿刺活检术护理配合

——‖ 外科护理 ‖——

nosebleed care	鼻出血护理
perineal scrubbing	会阴抹洗
vaginal lavage	阴道灌洗
seated bath	坐浴
doppler ultrasound monitoring of the fetal heart	多普勒超声监测胎心
use of electric turning beds	电动翻身床使用
pre-surgery preparation	手术前准备

replacement of T-tube drainage bag	更换T管引流袋
replacement of ventricular drainage bag	更换脑室引流袋
replacement of drainage bags	更换引流袋
pressure ulcer care	压疮护理
gastrointestinal decompression	胃肠减压
bone traction care	骨牵引护理
skin traction care	皮肤牵引护理
CMP's nursing techniques	下肢关节康复器使用
care of plastered patients	石膏固定患者护理
axis turnover	轴线翻身
first aid for oral and maxillofacial hemorrhage	口腔、颌面大出血急救

——｜ 儿科护理 ｜——

techniques for the use of warming boxes	保暖箱使用技术
techniques for the use of light therapy boxes	光疗箱使用技术
umbilical care techniques	脐部护理技术
oral care for newborns	新生儿口腔护理
bathing care for newborns	新生儿沐浴护理
pediatric scalp venipuncture technique	小儿头皮静脉穿刺技术

blood gas analysis by radial artery blood collection in newborn babies	新生儿桡动脉采血监测血气分析
gastric lavage technique for newborns	新生儿洗胃技术
intravenous needle technique for infants and children	婴幼儿静脉留置针技术

——┤ 急危重症护理 ├——

first aid for sudden death	患者猝死急救
patient rescue	患者抢救
defibrillation	除颤
simple breathing bag mask operation	简易呼吸囊面罩操作
tracheal intubation care coordination	气管插管术护理配合
tracheotomy care with internal cannula	带内套管气管切开护理
suctioning of a tracheal intubation patient	气管插管吸痰
suctioning of tracheotomy patients	气管切开吸痰
ventilator tubing connections	呼吸机管道连接
ventilator usage	呼吸机使用
replacement of ventilator tubing	更换呼吸机管道
blood gas specimen collection	血气标本采集

CVP monitoring	CVP 监测
invasive blood pressure monitoring procedures	有创血压监测流程
prevention of unplanned intubation	预防非计划性拔管
BIPAP machine use care coordination	BIPAP 机使用配合
cooling machine usage	降温机使用
automatic gastric lavage machine for gastric lavage	自动洗胃机洗胃
resuscitation for patients with acute left heart failure	急性左心衰竭患者抢救
installation of temporary pacemaker care coordination	安装临时起搏器护理配合
cardiac catheterization post-operative care	心导管检查术后护理
bedside cardiac monitoring	床边心电监护

（崔 虹 王菲菲）

第三节 护理工作相关礼貌用语中英文对照

一、问候

| Good morning. | 早上好。 |

How are you feeling now?	您现在觉得怎么样？
What's troubling you?	哪里不舒服？
What can I do for you?	我有什么能帮助您的？
Do you need any help?	您需要帮助吗？
Anything I can help?	您有什么需要吗？
How do you feel?	今天觉得怎么样？
Are you alright?	您还好吗？
You look better today.	您看上去好多了。
Did you sleep well last night?	昨晚睡得好吗？

二、请求

Please!	请！
Please go straight ahead.	请一直往前走。
Please wait a minute.	请稍候。
Please don't smoke here.	请不要在此吸烟。
Take it easy.	请放松。
Take a deep breath, please.	请深呼吸。
Please wait outside.	请在外面等候。
Please come back here after the result turns out.	检查结果出来后请再回到这里（诊室）。
Please check your result on computers in the hall.	请在大厅的电脑里取检查结果。
Please sign your name here.	请在这签名。

Could you please...	请您……
Would you please...	请您……
Would you mind...	您介意……吗？
May I...	我可以……吗？
Do you need...wheel chair/my company?	您需要轮椅/有人陪同吗？

三、致歉

I'm sorry.	对不起。
I do apologize.	很抱歉。
I'm sorry to trouble you.	麻烦您了，不好意思。
Sorry to have kept you waiting.	对不起让您久等了。
Please forgive me.	请原谅。
I must apologize about that.	我的确要为此向您道歉。
I must apologize for what I said.	我必须对我说的话表示歉意。
I'm very sorry for that.	我为此感到抱歉。
I'm sorry for giving you so much trouble.	对不起，给您添了那么多麻烦。
I'm sorry to interrupt you.	对不起，打断您的谈话了。
Please excuse me coming late.	请原谅我来晚了。
Sorry to be a bother.	不好意思打扰您。
My mistake. It won't happen again.	是我的错，以后不会发生类似的事情了。

Please accept my sincere apology.	请接受我诚心诚意的道歉。
I really feel bad about it.	我真的感到很内疚。
I should have asked you first.	我应该先征得您的同意。
I'm sorry to have caused you so much inconvenience.	给您造成诸多不便，我很抱歉。
I'm sorry，I spoke out of turn.	对不起，我说错话了。

四、接待患者

——‖ 门诊处 ‖——

Let me know if you become sick while waiting.	如果您在候诊的过程中身体不适请告诉我。
Please seat here until your name is called.	请坐在那里直到叫您名字。
What can I do for you?	有什么我能帮您?
Which department do you want to see?	您想看哪一科呢?
I suggest you go for internal medicine.Please wait in the waiting room till you are called.	我建议您看内科，请到该科候诊室等待叫号。
In that case，you'd better go to the Medical Department.	那样的话，您还是看内科好一点。
May I help you?	我可以帮您做些什么?

The sooner you see the doctor, the better.	您越早就医越好。
I will help you. Please sit down. I will get you the form.	我来帮您。请坐好，我去给您拿表。
Do you need a wheelchair?	您需要轮椅吗？
There is nothing to worry about.	没什么好担忧的。
You need to go to the Emergency Room.	您需要去急诊室。
Do you have your medical notes?	您有病历吗？

—‖ 急诊处 ‖—

Is this your first visit to our hospital?	您是第一次到我们医院就诊吗？
Registration for initial visits is at the counter over there.	初诊挂号在那个窗口。
How long have you been feeling unwell?	您感觉像这样不舒服有多久了？
How were you injured?	您是怎么受伤的？
You will need to take some medication home with you.	您需要带一些药回家。
Please rest when you get home.	回家之后，请好好休息。
It is not serious.	不是很严重。
We will give you treatment as soon as we can.	我们会尽快给您治疗。

| I will inform your family. | 我会通知您的家人。 |

——‖ 手术室 ‖——

Good morning, this is the operating room. Your operation will begin immediately. You need to wait here for a while.	早上好，这里是手术室，您的手术马上开始，您需要在此等候一会儿。
Don't worry, your family will be waiting outside the operating room. I wish you a smooth operation.	请不要担心，家属会在手术室外面等候。祝您手术顺利。
I saw the surgeon talked with you. Do you have any questions about what he said?	我看到外科医生和您谈话了，对他说的您还有什么问题吗？
Have you signed your consent yet?	您在手术同意书上签字了吗？
Do you know what kind of operation you're going to have?	您知道您要做什么手术吗？
You look worried. Do you have any concerns?	您有点焦虑。有什么问题吗？
Let me tell you something about what we should do before and after the operation.	现在让我给您讲讲手术前后应该注意的问题。
Are you ok? The operation is over, it's successful.	您还好吗？手术已经完成了，很成功。

Don't worry. Everything will work out fine.	别担心。一切都会进行得很顺利的。
You will be anesthetized, so you won't feel pain until it off.	您将被麻醉，所以手术期间您不会觉得痛。
We are going to do the operation on you. I hope you won't be nervous.	我们要准备给您做手术了，希望您不要紧张。
Please don't worry. I will explain everything to you.	请不要紧张。我可以详细对您讲讲。
There is nothing to worry about. The doctor is very experienced and considerate.	不用担心，做手术的医生经验丰富、耐心细致。
After the operation, an anesthetist will come back with you and observe you on the way.	手术结束后，麻醉师要护送您到病房，并在路上观察您的情况。
You will be given intravenous infusion during and after the operation.	在手术中和手术后，我们会给您静脉输液。
You'll be well soon after the operation.	手术后您很快就会好起来的。

—— ‖ 抢救室 ‖ ——

| Don't be afraid. | 别害怕。 |
| We'll certainly try our best to help you. | 我们会尽我们所能帮助您的。 |

Please don't worry, family members please wait outside the door, doctor will contact you at any time.	请不要担心，家属请在门外等候，医生会随时联系你们。
Please waiting in the waiting room and we will contact you at any time.	请您在候诊区就座，我们会随时联系您的。
I'm so sorry that your mother is very sick. However, it's just curable and we will try our best to treat her.	很遗憾您母亲病得很重，但她的病是可以治愈的。我们会尽最大的努力治疗。
It's supposed to be a very long walk from here to complete recovery.	从目前这种状况到完全康复，还有很长的路要走。
Don't worry too much, because the most difficult time has passed.	不要太担心，因为最困难的阶段已经过去了。
It's very hard to say now if we could get him back or not.	现在还很难说我们能不能把他救回来。
We would never give up if there is still any chance.	只要有一线机会，我们就不会放弃。
Please wait outside the First-aid Room.	请您在抢救室外面等吧。
His condition is much better than the worst case I have experienced.	他的情况比我经历过的最差的情况要好很多。

Please don't be so upset. Show your patience.	请不要这么沮丧，表现出您的耐心吧。
I know your feelings.	我明白您的感受。

——‖ 重症监护病房 ‖——

Please don't worry, family members please wait outside the door, doctor will contact you at any time.	请不要担心，家属请在门外等候，医生会随时联系你们。
This is the intensive care unit, there will be a lot of instrument sounds, please don't be nervous.	这里是重症监护室，可能会有很多仪器的声音，请不要紧张。
May I help you to clean up?	让我帮您梳洗好吗?
I will help you to clean up and make you comfortable.	让我帮您整理一下，让您舒服一些。
Please turn over to the other side. I will rub your back with a hot towel.	请翻身到那边去。我要用热毛巾给您擦背。
I have already brought some clean clothes for you. I'll help you to change.	我带来了一些干净的衣服。让我帮您换上。
It is necessary to give you a quiet environment for treatment and rest, longer visits will be too tiring for you.	您需要有安静的治疗和休息环境，探视时间太长可能会让您感到疲劳。
Your family can visit you from three to four in the afternoon.	您的家人可以在下午3点到4点来看望您。

| The doctor will see you soon. | 医生很快会来看您的。 |

——┃ 内科病房 ┃——

How are you feeling today?	今天感觉怎么样?
You have been very quiet lately. Is anything bothering you?	您最近很安静,有什么烦恼的事情吗?
Have you talked to your family about how you are feeling?	您有没有和家人说过您的感受?
Wish you an early recovery.	希望您早日康复。
Your family can visit you from 3 to 9 pm every day and from 9 to 12 am on the weekend morning.	您的家人可以在每天的下午3点到9点及周末的上午9点到12点来看您。
Besides some mild exercises, you'd better massage your abdomen every day. This will help to relieve your constipation.	除了做一些适当的锻炼,您每天最好做做腹部按摩。这样有助于通便。
Exercise and work are helpful, but don't over-tired yourself.	锻炼和工作是有益的,但不要让自己太累。
You will need to come back for a check up on next month.	您下个月需要回医院复查。
If you feel any short of breath, please let me know.	如果您感到呼吸困难,请立刻告诉我。
I'm the nurse in charge of this ward.	我是这个病区的护士长。

You may push the call button if you need help.	如果需要护士帮忙，就按呼叫铃。
Each of our wards has four beds and one toilet.	每间病房有4张床和1个洗手间。
This is the doctor's office, and the preoperative talk is here.	这里是医生办公室，术前谈话就是在这里。
We have the results of your test, they are good.	检查结果出来了，挺好的。
Let me put another pillow under your head. You have to breathe some oxygen.	让我给您多垫一个枕头，您得吸点氧。
The medicine the doctor give you will soon start to take effect and you will feel more comfortable.	医生给您开的药很快就会起作用，您会感觉更好一些。

━━▌ 外科病房 ▐━━

You look a little better today.	今天您看起来精神好一些。
You can get out of bed today. It's good.	您今天可以下床了。太好了。
You've made an ideal recovery after operation.	手术后您恢复得很顺利。
Your operation went well, no complications.	您的手术很成功，没有出现并发症。
Please do not lift anything heavy for a few weeks.	这几个星期内不要拿重的东西。

You need to come back to have your sutures removed next week.	下周您需要回医院拆线。
If you drink get back to normal, we will stop the infusion.	如果您能正常喝东西，静脉滴注就可以停了。
The fluids will provide energy for you and prevent electrolytic imbalances after operation.	输液能为您提供能量，还可以预防术后电解质失衡。
Get out bed and walk around for a little while, it will help blood circulation.	下床走走，这样有助于您的血液循环。
We want you to be comfortable. Please take a deep breath with us.	我们希望您能感觉舒适。请配合我们做深呼吸。

——儿科病房——

Don't be afraid. It feels just like a mosquito bite.	别害怕，打针就像被蚊子叮一下一样。
If you feel any discomfort, such as short of breath, please tell me.	如果您感到不舒服，比如呼吸困难，请告诉我。
Do you want me to call your mom?	需要我打电话给您的妈妈吗？
Good boy.	好孩子。
You're a brave girl.	真是个勇敢的姑娘。

（陈瀚熙　王菲菲）

第四节 病史采集与体格检查相关用语中英文对照

一、外科病史采集与体格检查

——‖ 外科病史采集 ‖——

Have you ever had a fracture?	您曾经骨折过吗?
When and where did you get hurt?	何时何地受的伤?
Do you have any pain?	您有疼痛感吗?
How long have you got this pain?	您感觉这种疼痛有多久了?
Can you describe the pain?	您能描述一下怎么个疼法吗?
Does the pain trouble your work?	疼痛是否让您无法工作?
Does it hurt you when you move?	您活动时疼吗?
Does any position help you to feel more comfortable?	有什么姿势会使您感到稍微舒服一些吗?
Do you have any difficulty in walking?	您在行走方面有困难吗?
How long have you been like this?	您这种症状持续多长时间了?
Do your feet swell?	您的脚肿吗?
Do you have any numbness?	您有麻木感吗?

Do you drink alcohol?	您喝酒吗？
Did you have any operation before?	您过去做过手术吗？
Are you taking any hormone drugs?	您现在吃激素类药物吗？
Did you take an X-ray?	您拍过X线片吗？
When did you begin to notice these symptoms?	您是什么时候开始发现这些症状的？
Have you had similar trouble before?	您以前有过类似的毛病吗？
Do you have any trouble with urinating?	您排尿有什么困难吗？
Do you often wake up in the middle of night to urinate?	您经常半夜起来小便吗？
Have you ever received any treatment before?	您以前接受过任何治疗吗？
Do you have pain when you urinate?	您排尿时疼吗？
What kind of treatment did you have in the past?	您以前曾做过什么治疗吗？
Are there illnesses that seem to run in your family?	您的家里有什么遗传疾病吗？
Do you have anything else wrong with urination besides the pain, urinary frequency, urgency and pain?	除了疼痛、尿频、急症和疼痛之外，您的排尿还有什么问题吗？

Do you urinate more frequently?	小便次数频繁吗？
Have you ever had any bacterial or viral infection recently?	最近是否受过细菌或病毒感染？
What color is your urine?	您的小便是什么颜色？
Have you noticed any blood in your urine?	您的尿液有血吗？
Have you got any backache recently?	您最近后背痛吗？
How long does each episode last?	每次发作持续多久？
Do you have your blood pressure checked regularly?	您是否经常量血压？
How often do you have headaches?	您多久头痛一次？
Have you ever had a head injury?	您的头部受过外伤吗？
Have you ever been unconscious from an injury?	您有过外伤所致的意识丧失吗？
Have you ever been dizzy?	您头晕过吗？
Have you ever been paralyzed?	您曾经瘫痪过吗？
Do your hands shake?	您的手抖吗？
Do you have difficulty in swallowing?	您吞咽有困难吗？
Are you able to take care of yourself?	您能自己照顾自己吗？

Where do you get the headaches?	您头的哪个部位疼?
What medicines have you been using（taking）?	您一直在吃什么药?
What kind of treatment did you have in the past?	您以前曾做过什么治疗吗?
Has anyone in your family had the same trouble?	您家里有人得过这种病吗?
Do you have hypertension?	您有高血压吗?
Do you often feel headache, nausea, and vomiting?	您会经常感到头痛、恶心、呕吐吗?
What's wrong with your eyes?	您的眼睛怎么了?
Have you had any problems with your eyes before?	您以前患过眼疾吗?
Can you see objects clearly?	您能看清楚东西吗?
Do you feel eyes inflated? Are there many secretions?	您感觉眼睛胀吗? 有分泌物吗?
Do you have any vision problems?	您有什么视力问题吗?
Are you near-sighted or far-sighted?	您近视还是远视?
Do you wear glasses or contact lenses?	您戴眼镜或隐形眼镜吗?
Do you have trouble seeing at night?	夜里您的视力有问题吗?

Do you have any pain in your eyes?	您眼睛疼吗？
Do you see objects dimly?	您看东西模糊吗？
Do you see any object as if there were two that overlap?	您看东西有重影吗？
Do your eyes get tired easily when you read?	您看书时容易疲劳吗？
When did you have your eyes checked last time?	您上一次检查眼睛在什么时候？
Please tell me the course of your blurring vision in detail.	请详细告诉我您视物模糊的过程。
How are your dental health conditions now?	您近期的口腔状况怎么样？
Does any of your teeth hurt to hot and cold or do they hurt constantly and spontaneously?	您的牙齿遇冷热时疼还是不进食时也疼？
Does it hurt more at night time?	晚上疼得更厉害吗？
Did the pain extend to any parts of your head or neck?	牵涉得头部痛或颈部疼痛吗？
Is the pain sharp or dull? Or does it feel like there is a lot of pressure?	是针刺样疼痛还是隐隐作痛，或胀痛？
Does it hurt when you chewing?	您咬东西的时候疼吗？
When it hurts, how long does it last?	每次疼痛持续多长时间？

Do you feel your gums being swollen and painful?	您是否有牙龈肿痛和触痛？
Have you ever had complications from dental treatment?	您有过与治牙相关的并发症吗？
Did your gums bleed when you eat hard food, like an apple?	咬硬物时，比如苹果，牙龈有出血吗？
Do your gums bleed when you brush?	您刷牙的时候牙龈出血吗？
Do you have any loosen teeth?	您有松动的牙齿吗？
Do you have wisdom teeth?	您长智齿了吗？
Do you wear dentures?	您戴假牙／义齿吗？
How often do you see the dentist?	您多长时间去看一次牙医？
Do you have toothaches?	您感觉牙痛吗？
Do you feel numbness on your lips?	您觉得嘴唇有麻木的感觉了吗？
Did you receive any treatment before you came to the hospital?	来医院前您接受过治疗吗？
Do you have your blood pressure checked regularly?	您定期量血压吗？
Have you taken anything for it?	您吃过什么药吗？
When did you stop taking the medicine?	您是什么时候开始停服这种药的？
Have you taken any medicine for the pain?	您服过什么镇痛药吗？
How many pregnancies have you had?	您怀孕过几次？

When was your last menstruation?	您上一次月经是什么时候？
Have you gained any weight lately?	您最近体重增加吗？
Does anyone in your family suffer from asthma?	您家人患过哮喘病吗？
When did the vomiting start?	什么时候开始呕吐的？
Did you have any operation before?	您以前做过手术吗？
Have you had this experience before?	您以前有过这种感觉吗？
Have you got any chronic diseases in the past?	您以前有慢性病吗？
Are your bowels regular?	您大便正常吗？
Do you have difficulty breathing?	您呼吸困难吗？

——▌ 外科体格检查 ▐——

Please lie on your left, facing the wall.	请朝左侧躺，面对墙壁。
Please bend your knees.	请屈膝。
Please lift your left leg/right leg.	请抬起您的左腿、右腿。
Try to relax and keep calm.	尽量放松，保持镇静。
Now I'll measure the length of the limb.	现在我开始测量肢体长度。
Please bring your urine in this cup.	请把您的尿液盛到这个杯子里拿过来。

Please collect your urine in the middle part of your urination.	请收集您的中段尿。
Please unbutton your shirt and loosen your belt.	请解开上衣的扣子，松开腰带。
Please take off your trousers.	请脱裤子。
I need to examine you, have your urine tested, and perhaps schedule an ultrasound scan of your kidneys.	我需要为您做体检、小便化验，并安排您做肾脏超声检查。
How long does each episode last?	每次发作持续多久？
Do you have your blood pressure checked regularly?	您是否经常量血压？
How often do you have headaches?	您多久头痛一次？
Have you ever had a head injury?	您的头部受过外伤吗？
Have you ever been unconscious from an injury?	您有过外伤所致的意识丧失吗？
Have you ever fainted?	您晕过吗？
Have you ever been paralyzed?	您曾经瘫痪过吗？
Do your hands shake?	您的手抖吗？
Do you have difficulty in swallowing?	您吞咽有困难吗？
Are you able to take care of yourself?	您能自己照顾自己吗？

Where do you get the headaches?	您头的哪个部位疼？
Which of your arms is sore?	您哪个手臂痛？
Do you have any pain in your belly?	您腹部痛吗？
Have you break wind?	有气从肛门排出吗？
What medicines have you been using (taking)?	您一直在吃什么药？
What kind of treatment did you have?	您以前曾做过什么治疗吗？
Has anyone in your family had the same trouble?	您家里有人得过这种病吗？
Do you have hypertension?	您有高血压吗？
Do you often feel headache, nausea, and vomiting?	您会经常感到头痛、恶心、呕吐吗？
Please take off your shoes and lie down.	请脱鞋，躺下。
Please follow my action.	请跟着我的动作。
Please looking at the flashlight and don't blink.	请看向手电筒的光，不要眨眼。
Please point to your nose.	请指向您的鼻子。
Whistle please.	请吹口哨。
Please bite your teeth.	请咬住牙齿。
I need to take your temperature, feel your pulse and measure your blood pressure.	我需要测量您的体温、脉搏和血压。

I will test your eyesight. Please cover your left/right eye with the shield stick, and point at the direction of the letter notch.	我来测试一下您的视力。请用屏蔽棒覆盖您的左/右眼睛,并指向字母凹槽的方向。
Now I will do an intraocular tension test for you.	现在为您做眼内张力测试。
Please gaze at the light from the machine.	请盯着机器发出的那道光。
You may feel the wind blowing into your eyes during the test, relax and try not to blink.	在测试过程中您可能会感觉到风吹进您的眼睛,放松一下,尽量不要眨眼。
Please go to the Optometry Room first to receive optometry.	请先去验光室接受验光。
Please go to the Treatment Room to have your eyes irrigated.	请到治疗室清洗一下眼睛。
Please lift your head.	请把头抬高点。
Please tuck your chin.	请收下颌。
Please raise your left hand if you feel pain.	如果疼痛,请举起您的左手。
Rinse your mouth, please.	请漱口。
Please relax your tongue/jaw/shoulder.	请放松您的舌/下颌/肩膀。
Now open your mouth.	现在张开您的嘴。
Open your mouth just as wide as you can.	尽量把嘴张大。

Open your mouth and say "ah".	张开嘴说"啊"。
Brush your teeth at least twice a day and floss at least once daily.	每天至少刷牙两次，每天至少用一次牙线。
I'm going to take your temperature.	我将为您测体温。
Let me check your blood pressure.	请让我为您测血压。
I take some blood from your arm. Please take off your coat and roll up your sleeve.	我要从您的手臂上取点血。请脱掉上衣，卷起袖子。
Please make a fist。	请握拳。
I will give you an NG tube right now.	我马上给您插鼻胃管。
Do you mind if I examine you briefly?	我简单地给您检查一下，您介意吗?
Please take off your shoes and pants and lie on the examining table.	请您脱去鞋和裤子，躺到检查床上。
Now turn around, please.	现在请转过去。
Take it easy and don't move.	放松点，别动。

二、内科病史采集与体格检查

—╟ 内科病史采集 ╢—

How are you feeling today?	您今天感觉如何?

How long have you been like this?	这种症状有多久了?
Have you got a high fever?	您发热吗?
What is the highest temperature of your fever?	您发热的最高体温是多少?
Do you have high temperature associated with cold?	您发高热伴随畏寒吗?
How is your appetite recently?	您最近胃口如何?
Have you lost weight recently?	您最近的体重减少了吗?
How long did you get hoarse and lost your voice?	您声音嘶哑、失声这个情况开始多久啦?
How long have you had a sore throat?	您嗓子疼多久啦?
Have you had a stuffy nose recently?	您最近有鼻塞吗?
Have you sneezed recently?	您最近有打喷嚏吗?
Have you been coughing and sneezing?	您是不是一直咳嗽和打喷嚏?
Have you had a runny nose recently?	您最近流鼻涕吗?
Have you had a cough recently?	您最近有咳嗽吗?
Has your cough worsened recently?	您咳嗽最近有加重吗?
Is your cough dry, or producing with phlegm?	您的咳嗽是干咳还是有痰?
Do you cough with phlegm?	您咳嗽有痰吗?

What color is your sputum?	您的痰是什么颜色呢?
Is your sputum easily to cough up?	您的痰液容易咳出来吗?
Do you feel short of breath before you have exercise?	在没有活动之前您感到气促吗?
Do you have any medical history?	您有任何病史吗?
Have you got any chronic diseases in the past?	您以前有慢性病吗?
Have you had any trauma recently?	您最近有外伤吗?
Do you have a history of asthma/hypertension/diabetes?	您有哮喘病/高血压/糖尿病史吗?
Do you have a history of heart disease?	您有心脏病史吗?
Do you have any drug allergies?	您有过药物过敏史吗?
Did you take any medicine before?	在此之前,您服用过任何药物吗?
Do you smoke or drink?	您吸烟(喝酒)吗?
You have caught a cold.	您着凉了。
How is your appetite recently?	您最近胃口如何?
Have you had any acid reflux and belching lately?	您最近有反酸、嗳气吗?
Have you got any nausea or vomiting?	您有恶心、呕吐吗?
Do you have any pain in your abdomen before or after meals?	您的腹部饭前饭后有任何疼痛吗?

What kind of pain do you feel?	您能描述一下疼痛的感受吗？
Can you describe the specific pain area?	您可以描述一下具体疼痛的部位吗？
Do you have any pain in your belly?	您腹部痛吗？
Have you had a history of stomach trouble before?	您以前有胃病史吗？
Do you suffer from heartburn stomachaches (loose bowel movements, chest pains)?	您的胃有过烧心感（稀便、胸痛）吗？
Have you ever had jaundice (low grade fever, any chronic ailments, cold sweats at night, attacks of asthma)?	您有过黄疸（发低热、任何慢性病、夜间出冷汗、哮喘发作）吗？
What did you vomit, food or blood?	您呕吐的胃内容物是什么？食物还是血？
Did you vomit blood?	您有吐血吗？
Do you pass gas more than usual?	您排气比平常多吗？
How's your stool recently?	您最近大便情况如何？
What's your stool like?	您大便是什么样子？
What kind of stool did you notice, watery or mucous?	您注意大便的样子了吗？是水样还是黏液样？
Have you had constipation recently?	您最近有便秘吗？
Have you had diarrhea recently?	您最近有腹泻吗？

Do you feel abdominal pain when you go to the toilet?	您去厕所时感到腹痛吗？
Do you have any pain when move your bowels?	您大便时疼痛吗？
Do you defecate with anal bleeding?	您大便时肛门出血吗？
When did the rash begin to appear?	皮疹是什么时候开始出现的？
How long have you been like this?	您出现这种症状多久了？
Have you eaten any food that is allergic recently?	您最近吃过容易过敏的食物吗？
Do you have any allergies?	您有没有其他药物或食物过敏史？
Have you taken any medicine recently?	您最近吃过药物吗？
Have you been vaccinated recently?	您最近打过预防针吗？
Is your skin red, swollen, hot or painful?	您的皮肤有红、肿、热、痛吗？
When did your rash begin to ulcer?	您的皮疹什么时候开始溃疡的？
Have you come into contact with animals recently?	您最近接触过动物吗？
Do you have any pets at home?	您家里有宠物吗？

Do you have any immune system diseases?	您有免疫系统疾病吗？
What is the reason for your coming to the hospital for treatment?	您是因为什么不舒服来医院接受治疗的？
Have you been to any other hospitals before?	您之前有没有去过其他医院就诊呢？
What seems to be the trouble, exactly?	具体是哪里不舒服呢？
When was the last time you had chest pain?	您上一次胸痛是什么时候？
What kind of chest pain is it?	是怎样的胸痛呢？
Have you ever had chest pain like this before?	您以前有没有出现过这种胸痛的情况？
How long does each chest pain last?	每次胸痛持续多久呢？
Did you take any painkillers when you had chest pain?	请问您胸痛的时候，有没有吃过镇痛药呢？
Did you take nitroglycerin when you had chest pain?	请问您胸痛的时候，有没有吃硝酸甘油呢？
Did you get any relief from the nitroglycerin?	吃过硝酸甘油，感觉症状得到缓解吗？
Have you done electrocardiogram before?	请问您以前有没有做过心电图？
Have you had cardiac angiography before?	请问您在来这之前有没有做过心血管造影呢？

Are you allergic to iodine?	您是否对碘过敏？
Have you ever had coronary heart disease in your family?	请问您家里人得过冠心病吗？
Did you have any other symptoms besides chest pain?	除了胸痛，您还有其他什么症状吗？
You said you felt shortness of breath. When did you start feeling shortness of breath?	您说感觉气促，是什么时候会感到气促呢？
Do you feel shortness of breath when you're not moving?	那么您在不活动的时候，也会感觉气促吗？
Do you find it difficult to breathe when you are still?	您在安静的情况下，也会感觉呼吸困难吗？
Have you ever had a lung disease that made it difficult to breathe?	您之前是否因得过肺部疾病而导致呼吸困难？
Do you have a cough or sputum?	请问您有咳嗽、咳痰的情况吗？
What is the color and character of sputum?	请问咳痰的颜色和性状是怎样的？
Have you ever had a cardiac ultrasound before?	请问您之前有没有做过心脏B超？
Do you feel heart palpitation?	请问您是否出现心悸、心慌的现象？
Can you appear dizzy or headache at ordinary time?	您平时会不会出现头晕、头痛的现象呢？
Any history of high blood pressure before?	以前有没有高血压病史呢？

Is blood pressure regularly measured?	有没有定期测量血压?
Have you taken any medicine?	您吃过什么药吗?
When did you start taking this blood pressure medicine?	您是从什么时候开始吃这种降压药的?
Are you taking any other medications besides blood pressure medications?	除了服用降压药,还有服用其他药物吗?
Do you have hypertension in your family?	您的家人有高血压的情况吗?
Is your urine passing normally?	请问您小便正常吗?
Have you gained weight recently?	您最近的体重是否有增加?
How much weight gain?	您的体重增加了多少?
Are your bowels normal?	您大便正常吗?
Have you ever had heart surgery before?	您以前有没有做过心脏手术?
You had a valve replacement operation six months ago and have been taking warfarin.	您半年前做过换瓣手术,一直服用华法林。
Do you have bleeding gums, bleeding skin?	您有没有出现牙龈出血、皮肤出血的情况?
Have you been taking warfarin consistently? Is there a break in the way?	您是否坚持服用华法林?有没有中途间断?
Have you had your teeth pulled recently?	您近期有没有去拔牙?

Have you had a fever recently?	您近期有发热吗？（感染性心内膜炎患者）
What is the highest temperature?	体温最高是多少？
Does anyone in your family suffer from Marfan syndrome?	请问您家里有人患马方综合征吗？
Does anyone in your family suffer from rheumatic heart disease?	请问您家里有人患风湿性心脏病吗？
Do you have any joint pain?	请问您有出现关节疼痛的情况吗？
Have you been allergic to any medication before?	请问您之前有没有对什么药物过敏呢？

—‖ 内科体格检查 ‖—

Now let me take your temperature.	我将为您测体温。
Please lie down on your back.	请躺下来。
Open your mouth and say "Ah". And then stick out your tongue.	张开嘴说"啊"，然后伸出您的舌头。
I'd like to listen to your chest.	我想听听您的胸部。
Take a deep breath, please.	请深呼吸。
All right. Let me examine you. Would you mind taking off your coat?	我给您检查一下，您不介意脱掉外衣吧？
Please take off your shoes and pants and lie on the examining table.	请您脱去鞋和裤子，躺到检查床上。

You are scheduled to have a GI and a GB test tomorrow morning.	您预定明天早上做胃肠检查和胆囊检查。
Please don't eat or drink anything until the test is over. I'm sorry but you have to have an absolute empty stomach.	检查结束之前请不要吃喝任何东西。
I will give you an NG tube right now.	我马上给您插鼻胃管。
Show me where it hurts the most when I press on your abdomen.	当我触诊腹部的时候告诉我哪儿最疼。
Did you take any exercise or hot bath within half an hour?	请问半小时内您是否有过运动或洗过热水澡?
Now let me take your blood pressure.	现在让我为您测量血压。
Please roll up your sleeve.	请把您的袖子挽起来。
Sit up straight, arms flat at heart level.	身体坐直，手臂平放跟心脏高度一致。
Please relax and breathe normally. You don't need to clench your fist.	请放松，保持正常呼吸，不需要用力握拳头。
Next, I'll take your temperature.	接下来，我给您测量体温。
Please hold the thermometer under your armpit and measure it in silence for ten minutes.	请用腋下夹住体温计，保持安静不活动的情况下测量10分钟。

I'm going to give you an Electrocardiogram.	接下来我会给您做心电图检查。
Please follow me to the independent office, where I will close for privacy.	请跟随我到独立单间检查室，为保证隐私我会关门。
Please pull up your coat and take off your underwear.	请把上衣往上拉，并且将内衣脱掉。
Are you allergic to alcohol?	请问您是否对酒精过敏？
I'll rub alcohol on your skin to make it slightly cool.	我会在您皮肤上涂抹酒精，稍微有点凉。
Please lie flat on the bed and relax.	请在床上躺平，并放松。
The EKG is done. You can put your clothes on.	心电图检查已经完成，可以将衣服先穿好。
Please measure your height and weight.	请您测量身高和体重。
Now I need to take your pulse and count your heart rate. Please remain quiet, breathe normally and relax.	我现在需要给您测量脉搏、数心率，请保持安静，正常呼吸，并且放松。
Next, I'll give you a heart sound auscultation.	接下来，我会给您进行心音听诊。
Inhale, exhale.	吸气，呼气。
Next, I'll take your blood. Please pull up your sleeves and clench your fists.	接下来，我会对您进行抽血检查。请把衣服袖子挽起，握紧拳头。

| Because you're taking warfarin, I need to do an oral examination and a skin examination. | 因为您服用过华法林，现在我需要对您进行口腔检查和身体皮肤检查。 |

三、手术室病史采集与体格检查

——‖ 手术室病史采集 ‖——

May I have your name, please?	请问您叫什么名字？
You need to sign a consent form for entry.	您需要签一份入室同意书。
Have you had any previous operations?	您既往做过什么手术吗？
Are you allergic to any medications or foods?	有没有对什么药物或食物过敏过？
Could you tell me your weight?	麻烦告诉我您的体重？
Do you have active dentures?	请问您有活动性假牙吗？
Do you have anything metal with you?	您有携带金属类物品吗？
When was the last time you ate and drank?	您最后一次吃饭及喝水是什么时间？
May I have a look at the skin condition of your operation site?	能让我看一下您手术部位的皮肤情况吗？
Do you know your blood type?	您知道自己的血型吗？
We are going in for the operation in a minute. I hope you won't be nervous/worried.	我们等一下就要进去做手术，希望您不要紧张/担心。

── 手术室体格检查 ──

Please sleep on your side.	麻烦您侧身睡。
Let me take your temperature and put it under your armpit for ten minutes.	让我为您测个体温，放在腋下需要10分钟。
May I have a look at the skin condition of your operation site?	能让我看一下您手术部位的皮肤情况吗？
Open your mouth please, let me check your oral mucosa.	请张嘴，让我检查一下您的口腔黏膜情况。
Let me take a look at your old surgery.	让我来看一下您之前的手术伤口。

四、急诊病史采集与体格检查

── 急诊病史采集 ──

Are you a relative of the patient?	请问您是患者的家属吗？
Please inform the patient's personal information.	麻烦填一下患者的个人信息资料。
What seems to be the main problem?	请问您主要是哪里不舒服？
Do you have a fever?	您发热吗？
Can you describe the pain?	您能描述一下怎么个疼法吗？
Is it painful? Can you point out where it hurts?	很痛吗？能指出是哪个地方痛吗？

Does the pain move?	疼痛有转移吗？
Do you have difficulty breathing?	您感觉呼吸困难吗？
When did you notice the patient was unconscious?	什么时候发现患者意识不清的？
Any nausea or vomiting?	有没有发生恶心、呕吐？
Can you describe briefly what happened when the disease occurred?	您能简要描述一下疾病发生时候的情况吗？
Have you smoked or drunk alcohol in the past? How much you smoked and how much you drank?	以前有没有吸烟或喝酒？吸烟量及饮酒量是多少？
Have you taken any food or medicine recently?	您近期有没有吃过什么食物或药物？
Please move your hands and feet gently.	麻烦您手脚都轻轻动一下。
Prior hypertension, diabetes, or heart disease?	既往有高血压、糖尿病或心脏病吗？
Have you ever had asthma or chronic bronchitis?	您既往有哮喘或慢性支气管炎吗？
Have you had any convulsions?	您发生过抽搐吗？

——‖ 急诊体格检查 ‖——

Breathing is regular and symmetrical.	呼吸规则，呼吸运动对称。

Let me take your temperature and blood pressure.	让我来给您量体温、测血压。
You need to do an electrocard-iogram, please lie on your back and unfasten your shirt.	您需要做个心电图，麻烦仰卧，解开上衣。
I need to check your pupils.	我需要看下您的瞳孔。
I need to take blood from your arm. Roll up your sleeve, please.	我需要在您的手臂抽血，麻烦卷起袖子。
I need to auscultate your chest. Please do your best.	我需要听诊胸部，麻烦尽量配合。
Crackles were evident in the lungs	肺部明显湿啰音。
Auscultation of lung obvious sputum sound, please try to cough out sputum, sputum aspiration if necessary.	听诊肺部明显痰鸣音，麻烦您自己尽量咳嗽排出痰液，必要时要吸痰。
Does it hurt if I press your abdomen gently?	手轻轻压您的腹部，会痛吗？
May I take a look at your feet?	我来看看您的脚肿吗？
I will prick your thumb.	我要刺一下您的拇指。

五、门诊病史采集与体格检查

——‖ 门诊病史采集 ‖——

Please fill in your personal information truthfully.	请如实填写个人资料。

Please fill in the Novel Coronavirus Epidemiological Questionnaire.	麻烦填写新型冠状病毒感染流行病学调查表。
What seems to be the trouble?	您是哪里不舒服？
How frequently do you have influenza?	您多久患一次流感？
Do you take your medicine regularly at home?	您在家有按时吃药吗？
When was the last time you came to the hospital for check-up?	您上次来医院复查是什么时间？
Has there been significant weight loss since the onset?	您发病以来体重有明显下降吗？
How long have these symptoms been going on?	这种症状持续多久了？
Can you take care of yourself at home?	您在家能自己照顾好自己吗？
How often does this happen? Have you been to the hospital? What tests have you done?	这种情况经常发生吗？是否到医院就诊过？做过哪些检查？
Oneself take medicine already, how is the effect?	既往自己吃药，疗效怎么样？
Do you take your blood pressure regularly? What's your blood pressure?	您定期量血压吗？平时血压多少？
Do you become easily fatigued?	您是否变得很容易疲惫？

| Do you have any problems of sleeping? | 您有没有什么睡眠问题？ |

——‖ 门诊体格检查 ‖——

Please sit down and rest. I'll take your blood pressure later.	请坐下休息，稍后我会给您测血压。
Please lie on the back.	请仰卧。
Can I press the skin of the calf and lateral malleolus gently?	我可以轻轻按压小腿和外踝的皮肤吗？
Please lift your left leg/right leg.	请抬起您的左腿、右腿。
May I have a look at your veins?	让我看一下您的血管可以吗？
Let me take your pulse.	让我来数一下您的脉搏。

六、儿科病史采集与体格检查

——‖ 儿科病史采集 ‖——

Excuse me, can you tell me the baby's name and how old it is this year?	请问，能告诉我宝宝叫什么名字吗？今年几岁了？
What's wrong with your baby?	请问宝宝目前哪里不舒服？
Do you have any outpatient records with you?	请问您带门诊病历了吗？
Did you have any other tests or take any medication before you came?	您来之前有没有做过其他检查或者吃过什么药？

Does your baby sleep well in the evening after falling ill?	宝宝患病后晚上睡得好吗？
How about defecation after illness?	患病后大小便怎么样？
How is appetite after illness, picky or anorexia?	患病后食欲怎么样，有没有挑食或厌食？
How is the mental state? Did he/she cry frequently?	精神状态如何？他/她会不会经常哭闹？
Did the child have any prior drug or food allergies?	您之前有药物或食物过敏史吗？
Are you and your husband in good health in the past? Do you have any family hereditary diseases or acute or chronic infectious diseases in the past?	您和您先生既往身体都很好吧，既往有没有家族遗传病或急慢性传染病？
How long has the child had a fever and cough?	小朋友发热、咳嗽多长时间了？
Have you been vaccinated recently?	您近期接种过疫苗吗？
Could you please review carefully when the child was unwell?	麻烦您认真回顾一下小朋友什么时候开始不舒服的？
Did the child cough with sticky sputum?	患儿咳出的痰很黏吗？
How often does the baby have a bowel movement?	宝宝多久排一次大便？

| Did you have any childhood diseases? | 您以前得过什么儿童疾病吗？ |
| When is the anterior fontanelle closed? | 前囟什么时候闭合的？ |

——‖ 儿科体格检查 ‖——

I need your cooperation to give the baby Apgar score later.	稍后需要您配合，给宝宝做个Apgar评分。
This way, please.Get your height and weight.	麻烦这边请，测量一下身高和体重。
I am going to take the baby's temperature under his/her arm. Could you take off the baby's clothes?	我需要帮宝宝量腋温，您可以把宝宝衣服脱下开吗？
I'm going to give the baby an injection in his/her upper arm, please calm him/her down.	我要在宝宝上臂打个针，请安抚好宝宝不要动。
To check your mouth, open your mouth wide.	要检查一下您的口腔情况，请张大嘴。
Please open your mouth and I will place this thermometer under your tongue for 3 minutes.	请张嘴，我把这个体温计在您的舌下放3分钟。
I need to measure lower head circumference and arm circumference.	我需要测量一下头围和臂围。
Let me feel the anterior fontanelle.	让我摸摸前囟。

七、重症监护病房和急诊抢救室病史采集与体格检查

——‖ 重症监护病房和急诊抢救室病史采集 ‖——

Hello, may (can)I help you?	您好，我可以帮您吗？
What seems to be bothering you?	您觉得哪儿不舒服？
How are you feeling now?	您现在觉得怎么样？
Have you got a headache/a cough?	您头痛/咳嗽吗？
Are you coughing up phlegm?	您咳嗽时有痰吗？
How do you feel with your stomach?	您感觉胃不舒服吗？
Where is your pain?	您觉得哪儿痛？
What kind of pain do you feel?	您觉得是什么样的痛法？
Has it happened before?	这种情况以前发生过吗？
Is the pain getting less?	疼痛减轻些了吗？
Did you receive any treatment before you came to the hospital?	来医院前您接受过治疗吗？
Have you taken any medicine?	您吃过什么药吗？
When did you feel unwell?	您什么时候觉得不舒服的？
When did the pain start?	疼痛何时开始的？
How long have you had the problem?	您像这样多久了？
Did you take your temperature?	您量过体温吗？

Did you sleep well?	您睡得好吗？
Do you feel tired?	您觉得劳累吗？
How's your appetite?	您的胃口怎么样？
Have you ever had any surgery / low grade fever / any chronic ailments/ cold sweats at night / attacks of asthma?	您做过手术（低热、患过任何慢性病、出冷汗、哮喘发作）吗？
Have you ever had any infectious diseases like tuberculosis or typhoid?	您得过类似结核或伤寒的传染病吗？
Are you allergic to any medications?	您对药物过敏吗？
Where were you born?	您出生在哪里？
How long have you been in Guangzhou?	您来广州多久了？
Do you smoke/ drink?	您吸烟/喝酒吗？
How are your periods? Are they heavy?	您的月经怎么样？量多吗？
Have you had any pain in this area during your menstruation?	您来月经期时这一部位疼吗？
How about your menstruation cycles?	您的经期准吗？
Have you had any discomfort?	您有什么不舒服吗？
When was your last menstruation?	您上一次月经是什么时候？

How long is your period usually?	通常您的月经周期多长？
Are you in the (menstrual) period?	您处在经期吗？
Are you married or single?	您结婚了，还是单身？
Do you have any children?	您有孩子吗？
How's your wife/husband?	您爱人身体如何？
How are your parents?	您父母身体如何？
Is there a history of...(disease) in your family?	您的家族有……病史吗？

━━┫┃ 重症监护病房和急诊抢救室体格检查 ┃┣━━

Please let me feel your pulse.	让我摸摸您的脉搏。
Let me take your blood pressure.	我给您量一下血压。
Let me take your temperature.	让我给您量一下体温。
Put the thermometer under your arm.	把体温计夹在腋下。
I'd like to listen to your chest.	我想听听您的胸部。
Please take off your shoes and lie down.	请脱鞋，躺下。
Please unbutton your shirt and loosen your belt.	请解开上衣的扣子，松开腰带。
Please take off your trousers.	请脱下裤子。

Please lie on your back / stomach / right side / left side.	请仰卧（俯卧/右侧卧/左侧卧）。
Please bend your knees.	请屈膝。
Please relax.	请放松。
Please breathe deeply/normally.	请深呼吸（正常呼吸）。
Open your mouth and show me your tongue.	张开嘴，让我看看您的舌头。
Open your mouth and say "Ah-". I'm afraid I have to prick your finger and take a drop of blood for blood sugar test.	张嘴说"啊——" 我要取一滴指血做血糖测定，需要刺一下您的手指。
I'll take some blood from your arm now.	现在我要从您的胳膊抽血。
Don't eat or drink after midnight until the blood is drawn tomorrow morning.	半夜之后不要吃喝任何东西，明天早上抽血。
Please bring a specimen of your urine/stool/sputum./ please collect your mid-stream specimen of urine.	请留一份尿/便/痰的标本。/ 请收集您的中段尿。
Please have your blood and urine tests done.	请做一下您的血和尿试验。
You are going to have a CT-scan of your chest/head today.	今天您要做一个胸部/头部CT。
You are going to have a chest X-ray this morning.	今天早上您要拍胸部X线片。

You are going to have a B-mode ultrasonic exam. Please keep your bladder full.	您要做B超检查，请留尿，使膀胱充盈。
You are going to have a gastric endoscopy tomorrow morning. Please don't eat or drink anything after 12 o'clock tonight.	明天上午您要做胃镜检查，今晚12点之后，请不要吃喝任何东西。
I think we'd better give you a few tests.	我认为最好先做几项检查。
You'd better take an X-ray picture to see if there is a fracture.	您最好拍张X线片，看看有没有骨折。
Let's take an X-ray/a CT of your abdomen/chest/hip.	请做一个腹部/胸部/髋部X线/CT检查。
You must have an electrocardiograph examination / a blood test of your body.	您应该做一个心电图/血常规检查。
Please don't eat or drink anything until the test is over. Keep your stomach empty.	检查结束之前请不要吃喝任何东西。您得完全空着胃。
The results should be back in a week.	检查结果要1周后才能知道。

（陈瀚熙　王菲菲）

第五节　护理沟通情景示范中英文对照

一、门诊

N：Good morning. Can I help you?　护士：早上好。我能帮您吗？

P：Morning. I want to see a doctor.　患者：早上好。我要看医生。

N：Have you visit our hospital before?　护士：您以前来过我们医院吗？

P：No.　患者：没有。

N：Please go to the reception center to fill in the registration form, after finishing this, please attach your ID card and the Medical Insurance Card for me.　护士：请到接待处填写登记表，填好后请把身份证和医疗保险卡给我。

P：OK. Here are the form, ID card and the Medical Insurance Card.　患者：好的。这是表格、身份证和医疗保险卡。

N：Thank you. What for you come to hospital?　护士：好的。您怎么了？

P：I've had a headache for a few days.　患者：我头痛了几天了。

N：You'd better go to the Internal Medicine Department. Do you want to see an expert doctor or a general doctor?　护士：您最好去看内科。您要看专家医生还是全科医生？

P：A general doctor.

患者：全科医生。

N：OK. The clinic room is 354, and your appointment number is 34. The registration fee is 20 yuan. Please go straight to the middle of the hall and turn right. Take the elevator to the 3rd floor, then go to the clinic room 354 to see the doctor.

护士：好的。医务室是354，您的预约号码是34。挂号费是20元。请一直走到大厅中间，然后右转，乘电梯到三楼，然后到354诊室看医生。

P: Got it.

患者：明白了。

N：Please take a sit outside the room waiting for the doctor calling your appointment number and your name.

护士：请在病房外面坐下来，等医生叫您的预约号码和名字。

P：Thanks.

患者：谢谢。

二、急诊

N：Hello. What brought you to the emergency room?

护士：您好，您哪里不舒服？

P：I've got an awful pain in my belly. And I feel like I'm going to throw up all the time I feel awful.

患者：我肚子疼得厉害。而且总觉得要吐，我觉得很难受。

N：How long have you had this pain?

护士：您从什么时候开始这样痛的？

P：It started last night, up here, but this morning it's here and it really hurts.

患者：昨天晚上开始的，在这儿，但是今天早上就在这儿了，而且真的很疼。

N：Is it there all the time?

护士：一直是这儿疼吗？

P：No, it just comes and goes, but now it's really killing me.

患者：不，疼痛会转移，现在它真的让我很难受。

N：Have you had any diarrhea?

护士：您腹泻过吗？

P：No, I haven't had bowel movement for 2 days.

患者：不，我已经两天没有排便了。

N：Is this regular for you?

护士：您平常有便秘吗？

P：No, I usually have one every day.

患者：不，我通常每天都会排便。

N：Do you have any other symptoms, such as nausea, vomiting?

护士：还有其他症状吗？比如恶心、呕吐？

P：Well, last night I was vomiting about every 2 hours, soon after the pain began.

患者：嗯，昨晚开始疼后不久，我每隔两小时就呕吐一次。

N：Are you fever?

护士：您发热吗？

P：Last night I took my temperature. It was 38 ℃ .

患者：昨晚我量了体温，是38 ℃。

N：Show me where it hurts most right now.

护士：告诉我哪里疼得最厉害。

P：Just here.

患者：就在这里。

N: Please lie down. Let me examine your abdomen. Do you feel any pain when I press here? Does it hurt when I withdraw my hand suddenly? You may have appendicitis. You need an operation.	护士：请躺下。让我检查一下您的腹部。我按这儿时您觉得痛吗？我突然缩手，疼吗？您可能得了阑尾炎。您需要动手术。
P: Is it serious?	患者：严重吗？
N: Don't worry. Let's ask the doctor for his advice.	护士：别担心。我们去问问医生的意见吧。

三、重症监护病房

N: Hi, Mr. Johnson, now your NG tube has been removed and you look quite good today.	护士：您好，约翰逊先生，现在您的胃管已经取出了，您今天看起来很好。
P: Thanks. I feel much better today.	患者：谢谢。我今天感觉好多了。
N: Have you passed gas yet?	护士：您肛门排气了吗？
P: No, I haven't, but I can hear the bowel sounds.	患者：没有，但我能听到肠音。
N: It seems that your digestive system is ready to start functioning.	护士：看来您的消化系统已经开始工作了。
P: Can I eat something now?	患者：我现在可以吃点东西吗？

N：Oh, sorry, you can't eat now. We will give you a clear fluid diet after you have passed gas.	护士：哦，对不起，您现在不能吃东西。您排完气后，我们会给您流食。
P：I see.	患者：我明白了。
N：You sound a bit congested in the throat. Can you expectorate?	护士：听起来您的喉咙有点堵塞，您能咳痰吗？
P：Yes, I will. But I'm afraid the cut will hurt a lot when I cough.	患者：是的，我会的。但我怕咳嗽时伤口会疼得厉害。
N：Don't be worried. I will hold your suture site like this. Please cough it up and spit the sputum to the basin by your face.	护士：别担心。我会像这样按住您的缝合部位。请把痰咳出来，然后把痰吐到脸盆里。
P：Would you please give me some water to gargle?	患者：请给我来点水漱口好吗？
N：Sure.	护士：当然。
P：Thanks.	患者：谢谢。
N：You should try to turn over slightly in the bed. It will promote your bowel movement and gas elimination in the abdomen.	护士：您应该试着在床上稍微翻身。它会促进您的排便和排出腹部的气体。
P：I have moved a little in the bed. But can I get out of bed now?	患者：我在床上动了一下。但我现在能起床了吗？

N： Early exercise is important to prevent respirtaory complications and promote bowel function after surgery, but it is difficult for you to get out of bed now, so take your time.

护士：早期运动对于预防呼吸系统并发症和促进术后肠道功能恢复非常重要，但对您来说，现在就下床还比较困难，慢慢来。

P： Thank you for your explanation.

患者：谢谢你的解释。

N： You're welcome.

护士：不客气。

四、内科

N： Mr. Johnson, in order to make nursing record for you, I need to get some information about our health history. Would you mind if I ask you a few questions?

护士：约翰逊先生，为了给您做护理记录，我需要了解一下您的健康史。您介意我问您几个问题吗？

P： Of course not.

患者：当然不介意。

N： What brought you to hospital today?

护士：您哪里不舒服？

P： I began to have had abdominal pains and severe diarrheas last night. I've been to the washroom for nearly ten times since midnight. Now my belly is still hurting but when I go to the washroom, nothing comes out. I fell awful.

患者：我昨晚开始肚子痛，还腹泻得很厉害。从半夜到现在，我已经上了差不多10次厕所了。现在我的肚子仍然疼，但当我去洗手间时，什么也没有拉出来。

N：What did you have for dinner yesterday evening? | 护士：您昨晚吃了什么？

P：I had spicy hot pot with some friends. I might have eaten too much. | 患者：我和朋友吃了麻辣火锅。我可能吃得太多了。

N：Have you got stomachache, nausea or vomiting? | 护士：您有胃痛、恶心或呕吐吗？

P：My stomach aches a little but I've got neither nausea nor vomiting. | 患者：我胃有点痛，但既不恶心也不呕吐。

N：Have you ever been hospitalized before? | 护士：您以前住过院吗？

P：No, this is the first time. Before this I always thought I had been in good health. I haven't got any diseases except for common colds. | 患者：没有，这是第一次。在此之前，我一直认为我的健康状况很好。除了普通感冒，我没有别的病。

N：could you tell me something about your parents' health conditions? | 护士：您能告诉我您父母的健康状况吗？

P：My mother passed away. | 患者：我母亲去世了。

N：I'm sorry to hear it. Do you know what caused her death? | 护士：听到这个消息我很难过。您知道她的死因吗？

P：She died of heart attack. | 患者：她死于心脏病发作。

N：What about your father? | 护士：您父亲呢？

P：He has hypertension. | 患者：他有高血压。

N: Are you allergic to any food or medicine?	护士：您对什么食物或药物过敏吗？
P: When I eat crab, I will develop rashes.	患者：我吃螃蟹就会起疹子。
N: Do you have any food restriction except seafood?	护士：除了海鲜，您还有什么饮食限制吗？
P: No.	患者：没有。
N: Do you smoke?	护士：您吸烟吗？
P: Once or twice when I am tired or anxious.	患者：当我疲倦或焦虑时，会吸一两次。
N: Do you drink alcohol?	护士：您喝酒吗？
P: I take a sip of wine or beer sometimes.	患者：我有时喝一点红酒或啤酒。
N: How is your bowel movement? Do you have it every day?	护士：您通常排便情况如何？您每天都排便吗？
P: I usually pass stool once a day, but sometimes I have constipation.	患者：我通常一天排便一次，但有时会便秘。
N: Have you had amy medication?	护士：您在吃什么药吗？
P: No.	患者：没有。
N: Ok. Thank you for your cooperation. Press the button when you feel something wrong. Next I'm going to take your temperature, pulse and blood pressure.	护士：就这些了。谢谢您的合作。我要量一下您的体温、脉搏和血压。如果您有疑问或不舒服的地方，请按呼叫铃。

五、外科

N：Good morning, Mr. Hill. I'm Zhang Fan, your nurse today. How are you feeling now?	护士：早上好，希尔先生。今天我是您的责任护士张帆，您现在感觉怎么样？
P：Much better.	患者：好多了。
N：Have you passed the gas yet?	护士：您肛门排气了吗？
P：Yes. In last night.	患者：是的，就在昨晚。
N：Good.	护士：好的。
P：Can I move in bed?	患者：我可以在床上活动吗？
N：Yes, of course. You should get out of bed as soon as possible.	护士：当然可以。事实上，您应该尽快起床。
P：My wound is still hurting.	患者：我的伤口还在疼。
N：You must have some movement in order to prevent intestinal adhesion. Let me help you to get up. Put your hand on your wound, and walk around the room slowly. Yes, that's right.	护士：您应该多活动活动，防止肠粘连。让我扶您起来。把您的手放在伤口上，慢慢地绕着房间走一圈。
P：Can I eat something today?	患者：我今天可以吃点东西吗？
N：Since you have passed the gas, you can start to have some liquid diet today.	护士：今天可以开始吃流质食物了。

P：Great. When will I be able to leave the hospital? 患者：太好了。我什么时候能出院？

N：Your suture will be removed seven days after the operation. You can go home after that if everything works out well. 护士：您的缝合线将在手术后7天拆除。如果一切顺利，之后您就可以回家了。

P：I'm glad to hear that. 患者：太好了。

N：Please go back to bed to take rest. You can get up again to have a walk later. 护士：请回到床上休息。过一会儿您可以再起来散步。

P：Thanks a lot. 患者：非常感谢。

N：You're welcome. 护士：不客气。

六、儿科

N：Are you Susan Johnson's mother? 护士：您是苏珊·约翰逊的母亲吗？

M：Yes, I am. 患者：是的，我是。

N：How old is she? 护士：她多大了？

M：Almost ten months. 患者：差不多10个月了。

N：What brought her to hospital today? 护士：她今天怎么住院了？

M：She has got diarrheas for one day and they have been getting worse since last night. 患者：她已经腹泻一天了，从昨晚开始越来越严重。

N：How many times approximately until now?

护士：到目前为止大约有几次了？

M：More than ten times. The stool is watery and in large quantities and it looks like egg soup.

患者：10多次了。大便呈水样，数量很多，看起来像鸡蛋汤。

N：How is her daily defecation?

护士：她平时排便怎样？

M：It's quite normal, once or twice a day.

患者：很正常，一天一到两次。

N：How about her appetite? Do you breast-feed her?

护士：她的胃口怎么样？您给她喂奶吗？

M：Yes, I have breast-fed her since she was born, and she is growing fast. But she has lost her appetite for one day.

患者：是的，从她出生起我就一直用母乳喂养她，她的体重增长得很好。但她已经有一天没胃口了。

N：Have you given her any complementary foods?

护士：您给她吃辅食了吗？

M：Yes, I have. She began to have complementary foods when she was three months. At first she only had juices and yolk, and then vegetable puree, and lately meat mud.

患者：有的。她3个月大的时候开始吃辅食。一开始她只喝果汁和蛋黄，然后是蔬菜泥，最近是肉泥。

N：What did she eat yesterday and the day before? Has she ever vomited?

护士：她昨天和前天吃了什么？她吐过吗？

M：She had nothing special the day before yesterday, just my milk and some meat mud. But she started vomiting milk yesterday afternoon, just after I fed her.

患者：她前天没有吃什么特别的东西，只有母乳和一些肉泥。但昨天下午我刚给她喂奶，她就开始吐了。

N：Can she drink any water?

护士：她能喝水吗？

M：She refused to drink water.

患者：她不想喝水。

N：Let me have a check-up. Well, her skin is not very elastic and her eye sockets have sunken in.

护士：让我检查一下。她的皮肤不是很有弹性，眼窝也凹陷了。

M：I think she has lost some weight. She used to be quite plump, but she is getting slim and she feels lighter in my arms. I'm so worried.

患者：我想她瘦了一些。她本来很圆润，但现在她看起来很消瘦，她在我的怀里感觉很轻，我很担心。

N：She's got signs of dehydration and acidosis. We must have her stool tested at once. Could you please help me to get a specimen?

护士：她有脱水和酸中毒的症状。我们必须马上检查她的大便。您能帮我留个标本吗？

M：Here is her diaper I had just changed for her. You can get some from it.

患者：这是您进来之前我刚给她换的尿布。您可以从中得到一些。

N：OK. Intravenous infusion could be helped for her health, I will discuss it with doctor. Hopefully she will be better soon.

护士：好的。我去问问医生能不能马上给她静脉输液。希望她很快会好起来。

M：Thank you very much.	患者：太谢谢您了。

七、手术室

N：Good morning. I'm your circulating nurse. This is Dr. Li, the anesthetist.	护士：早上好。我是巡回护士。这位是李医生，他是麻醉医生。
P：Hi.	患者：你好。
N：Do not be so nervous. Shall we check your information together before anesthesia?	护士：别那么紧张。我们在麻醉前一起核对一下您的信息好吗？
P：OK, here you go.	患者：好的。
N：Thank you for your cooperation. May I check your wrist band?	护士：谢谢您的合作。我可以看看您的手腕带吗？
P：Sure.	患者：当然。
N：What's your name?	护士：您叫什么名字？
P：Jack, Jack Watson.	患者：杰克，杰克·沃森。
N：Good, and do you remember the date of your birth?	护士：好的，您还记得您的出生日期吗？
P：Of course, October 21, 1986.	患者：当然，1986年10月21日。
N：Correct. So, can you tell me what kind of operation do you have today?	护士：正确。那么，您能告诉我是什么手术吗？
P：The surgery for my leg.	患者：治疗我的腿的手术。

N：Which one? Left or Right?	护士：哪边？左边还是右边？
P：Left one.	患者：左腿。
N：Are you allergic to any medications?	护士：您对什么药物过敏吗？
P：I'm allergic to penicillin.	患者：我对青霉素过敏。
N：Have you ever had an operation before?	护士：您以前动过手术吗？
P：I had an appendectomy, which is general anesthesia.	患者：我做了阑尾切除术，也是全身麻醉。
N：OK.	护士：好的。

（陈瀚熙　王菲菲）

参 考 文 献

［1］ 颜文贞. 护理礼仪［M］. 北京：科学出版社，2020.

［2］ 蔡桂娟. 现代礼仪［M］. 上海：上海交通大学出版社，2008.

［3］ 魏丽丽，黄霞，那娜. 临床护士职业礼仪手册［M］. 北京：科学出版社，2019.

［4］ 王凤荣. 护理礼仪与人际沟通［M］. 北京：北京大学医学出版社，2013.

［5］ 屈莲，陈清惠，邱玉坤，等. 护理美学［M］. 台北：华杏出版股份有限公司，2019.

［6］ 李春梅. 护理礼仪［M］. 成都：西南交通大学出版社，2019.

［7］ 陈小红，刘艳. 护理礼仪与人际沟通［M］. 武汉：华中科技大学出版社，2019.

［8］ 夏志强. 你的第一本礼仪书［M］. 南昌：江西美术出版社，2017.

［9］ 刘玉芳，杨京春，高小雁. 护士礼仪培训在特需病房工作中的应用［J］. 中华损伤与修复杂志（电子版），2014，6：81-82.

［10］ 中华护理学会. 医院护理员培训指导手册［M］. 北京：人民卫生出版社，2018.

［11］ 广东省职业技术教研室. 金牌病患护理技能［M］. 北京：中国劳动社会保障出版社，2020.

［12］ 耿莉华，王国权. 陪护员培训教材［M］. 北京：科学技术文献出版社，2004.

［13］ 秦东华. 护理礼仪与人际沟通［M］. 北京：人民卫生出版社，2019.

［14］ 丁人. 护士素质修养［M］. 北京：人民军医出版社，1992.

［15］ 杨青敏，邱智超. 护理文化与职业道德修养［M］. 上海：上海交通大学出版社，2018.

［16］ 唐凤平，单玉香. 护士人文修养与沟通［M］. 郑州：河南科学技术出版社，2016.

［17］ 李小妹，冯先琼. 护理学导论［M］. 4版. 北京：人民卫生出版社，2017.

［18］ 黄缨焱. 礼仪与审美［M］. 北京：北京理工大学出版社，2020.

［19］ 施萍. 职场礼仪［M］. 北京：北京理工大学出版社，2020.

［20］ 张梦昀. 术前治疗性沟通对人工耳蜗术患儿配合度、家属焦虑抑郁情绪及应对能力的影响［J］. 川北医学院学报，2023，38（1）：141-144.

［21］ 余青. 人文关怀在降低儿童围术期焦虑中的应用［J］. 湖北科技学员学报（医学版），2022，36（5）：436-438.

［22］ 谭璇，江霞，刘义兰，等. 人文关怀现代护理模式在儿童斜视矫正术后疼痛护理中的应用［J］. 护理研究，2016，30（32）：4068-4070.

［23］ 中国医师协会急诊医师分会，中国医疗保健国际交流促进会急诊急救分会，国家卫生健康委能力建设与继续教育中心急诊学专家委员会. 无创正压通气急诊临床实践专家共识（2018）［J］. 中华急诊医学杂志，2019，28（1）：14-24.

［24］ 国家心血管病中心，中国医学科学院护理理论与实践研究中心，中华护理学会重症专业委员会，等. 冠状动脉旁路移植术后置入主动脉内球囊反搏护理专家共识［J］. 中华护理杂志，2017，52（12）：1432-1439.

［25］ 国家心血管病中心，中国医师协会心力衰竭专业委员会，北京护理学会. 成人急性心力衰竭护理实践指南［J］. 中国护理管理，2016，16（9）：1179-1188.

［26］ 易江，曾海燕，雷蓉，等. 浅谈急诊科护士规范礼仪［J］. 母婴世

界，2018，10：286.

［27］ 董妮，仲月霞，何乾峰. 规范护士礼仪，成就职业之美——浅谈急诊科护士礼仪［J］. 价值工程，2012，31（7）：292.

［28］ 蒋明珠. 护士礼仪在急诊科护理工作中的应用［J］. 中外医学研究，2010，8（21）：94-95.

［29］ 吕晓萍，刘瑛军，姜丽明，等. 浅谈急诊护士接待救护礼仪［J］. 中国实用医药，2007，2（11）：110.

［30］ 李花. 我院急诊护士的职业礼仪建设［J］. 中国误诊学杂志，2009，9（2）：29-329.

［31］ 曾江兰，陈文菊. 护士礼仪在门急诊注射室护患和谐中的价值［J］. 中国保健营养（下旬刊），2012，22（12）：5489.

［32］ 张英新. 如何做好儿科门急诊护士与患者间的有效沟通［J］. 健康必读，2020，9：261.

［33］ 杨春兰. 用护士的综合角色做好急诊死亡患者家属工作［J］. 基层医学论坛，2011，15（21）：629-630.